図解 眠れなくなるほど面白い

解剖学の話

順天堂大学保健医療学部特任
坂井建雄
TATSUO SAKAI

JN043751

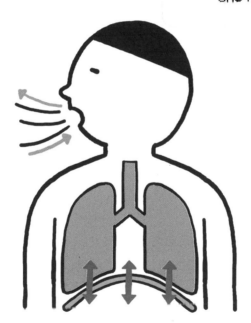

日本文芸社

はじめに

　私たちが毎日の生活のなかでよく使うもの、そして、何よりも大切なものって何でしょうか。それは私たちの体そのものです。

　そんな最も身近で最も大切な自分の体なのに、私たちには、よく知らないこと、思いもかけない不思議なことがいっぱいあります。

　実は、医学の専門家が最先端の研究で調べていても、新しい発見が出てくる度_{たび}に驚かされています。最近の新型コロナのように、新たに登場したウイルスに、人体がどのように反応し病気になるかも、わからないことがたくさんあるのです。

　2020年からの新型コロナ感染症を経験して、私たちは医学・医療をいかに頼りにしているかを身にしみて感じました。これから医学・医療に携わりたいと考える若い人たちもたくさんいます。医学・医療を学ぶ人たちは、まず「解剖学」で人体の構造について学びます。人体の構造はとても複雑ですし、人体のあらゆるパーツに細かく名前がついているので、ちょっぴり面倒くさいと感じる人もいるようです。

　私は長い間、医学生やほかの医療職の学生たちに解剖学を教えてきて、人体がとても不思議で面白いものだということを伝えよ

うと努めてきました。私の授業を受けた学生たちは、とても楽しく面白そうに解剖学を学んでいましたし、私の書いた解剖学の教科書も多くの学生たちが使ってくれています。

　最近は、一般の人たちにも向けて、人体と解剖学の本をいくつか書いていますが、医療職とは無縁の人たちも、解剖学に関心を向けているような手応えを感じています。とくに体の健康に意識の高い人たちは、筋トレがブームになって、一部の筋肉や骨がけっこう有名になったりしています。

　そんな人体の解剖学について、この本では、とびきり面白いお話しの数々を選りすぐって皆さんにご紹介しようと思います。お話しにふさわしい楽しげなイラストも満載です。

　解剖学が面白すぎて眠れなくなったとしても、ご容赦ください。

2021年5月

監修者

坂井建雄

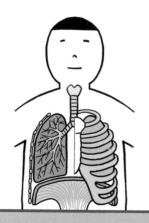

眠れなくなるほど面白い
図解 解剖学の話 《目次》

第5章 男女と生殖の謎

Column

カバー・本文デザイン Isshiki（デジカル）
イラスト 竹口睦郁
執筆協力 小山まゆみ
編集協力 風土文化社（中尾道明）

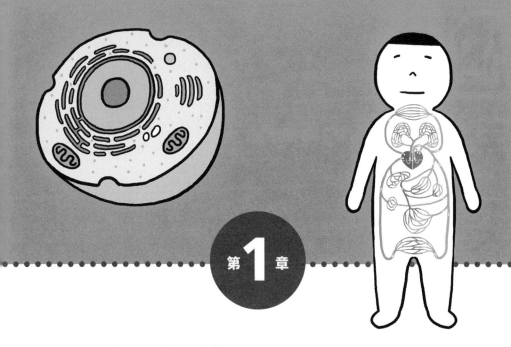

第 1 章

体の組織としくみの謎

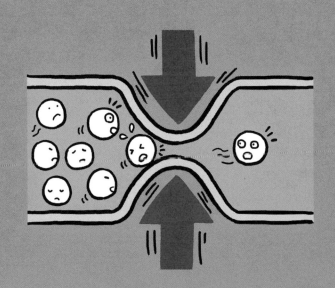

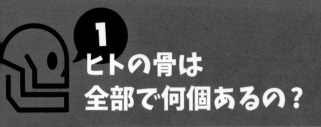

1
ヒトの骨は
全部で何個あるの？

▶▶赤ちゃんで300個ほど、大人は200個ほど

✚ヒトの大人の骨の数には個人差がある

　ヒトの大人の体には、およそ200個の骨があります。ところが、子どもは大人よりも骨の数が多く、生まれたばかりの赤ちゃんは軟骨を含めると300個ほどの骨があります。

　大人になると骨の数が減る理由は、身体が大きくなるにしたがって、骨と骨の隙間がつながったり、いくつかの骨が1つになるため。骨のくっつきかたは人によって異なり、大人になったときの骨の数は206個が標準で個人差があります。

✚ヒトの体を支え、大事な部分を守るのが役目

　200個もの骨は複雑に組み合わさり、つながることで骨格を形成しています。骨格はさまざまな大きさや形の骨からできていて、軟骨も骨格の一部をつくります。

　ヒトの体のなかでいちばん大きくて強い骨は、太腿の部分にある大腿骨です。反対に、いちばん小さな骨は、耳のなかに3つある耳小骨（95ページ参照）と呼ばれる骨で、音を聞くため複雑な形をしています。

　骨には最も大きな役割が2つあります。**1つめは、人間の体を支えること。**骨がなければ立つこともできませんし、骨をつなげる関節がなければ、体を曲げたり、伸ばしたり、動くこともまったくできません。

　もう1つの役目は、ヒトの体の大事な部分を守ることです。かたくて頑丈なつくりの頭蓋骨は脳をしっかり守り、肋骨は鳥かごのような構造で心臓や肺などの臓器をすっぽり包んでいます。

骨格を構成する主な骨

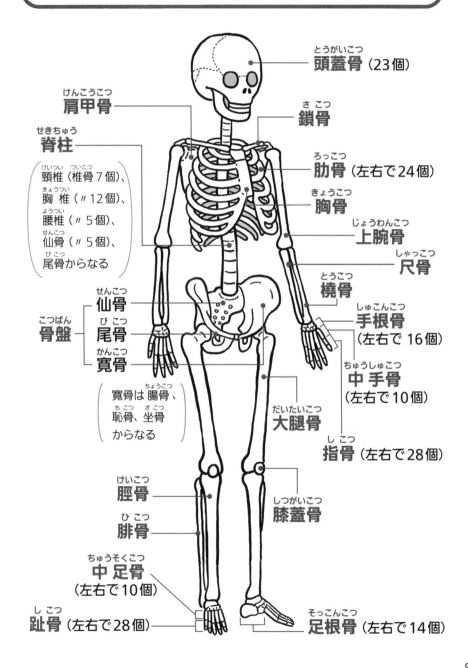

頭蓋骨（23個）
とうがいこつ

肩甲骨
けんこうこつ

鎖骨
さこつ

脊柱
せきちゅう

肋骨（左右で24個）
ろっこつ

頸椎（椎骨7個）、
けいつい　ついこつ
胸 椎（〃12個）、
きょうつい
腰椎（〃5個）、
ようつい
仙骨（〃5個）、
せんこつ
尾骨からなる
びこつ

胸骨
きょうこつ

上腕骨
じょうわんこつ

尺骨
しゃっこつ

橈骨
とうこつ

仙骨
せんこつ

尾骨
びこつ

寛骨
かんこつ

骨盤
こつばん

手根骨（左右で16個）
しゅこんこつ

中手骨（左右で10個）
ちゅうしゅこつ

寛骨は 腸骨、
ちょうこつ
恥骨、坐骨
ちこつ　ざこつ
からなる

大腿骨
だいたいこつ

指骨（左右で28個）
しこつ

脛骨
けいこつ

膝蓋骨
しつがいこつ

腓骨
ひこつ

中足骨（左右で10個）
ちゅうそくこつ

趾骨（左右で28個）
しこつ

足根骨（左右で14個）
そっこんこつ

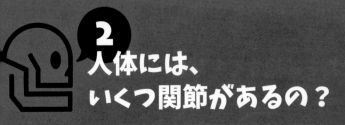

＋関節は1日に約10万回も動いている

　骨と骨のつなぎ目には関節があり、肩や肘、股や膝、足首、指など、ヒトの体には全部で約260個の関節があります。

　関節の役割は、体が滑らかに動くようにすることです。 歩いたり、しゃがんだり、物をつかむなどの日常の動作は、これらの関節を動かすことで可能になります。どんなに丈夫な骨や強い筋肉があっても、関節がなければ体を思いどおりに動かすことはできないというわけです。

　ヒトは1日に約10万回も関節を動かしており、このように酷使しても耐えられる丈夫な構造をしています。関節は靭帯や膜で覆われ、膜の内側には関節を滑らかにするはたらきがある滑液で満たされています。関節に向かう骨の表面には、弾力性のある軟骨があり、滑液や軟骨は骨同士がこすれ合わないよう、関節を守っています。

＋種類も、形も、動きかたもいろいろ

　ヒトの関節には、肩や股関節のように前後、左右、上下の方向に動かすことができる「球関節」と、肘や膝など骨が蝶番のような形をして、曲げたり伸ばしたりすることができる「蝶番関節」など、さまざまな形状のものがあります。

　親指のつけ根などにある「鞍関節」は、「球関節」ほどではないものの、広く自由に動かせる関節です。首の部分などにある「車軸関節」は、首の場合、左右を見回すのに便利なつくりになっています。横や前後の細かい動きに向いた「楕円関節」は手首などにある関節です。

人体に備わっている主な関節の種類

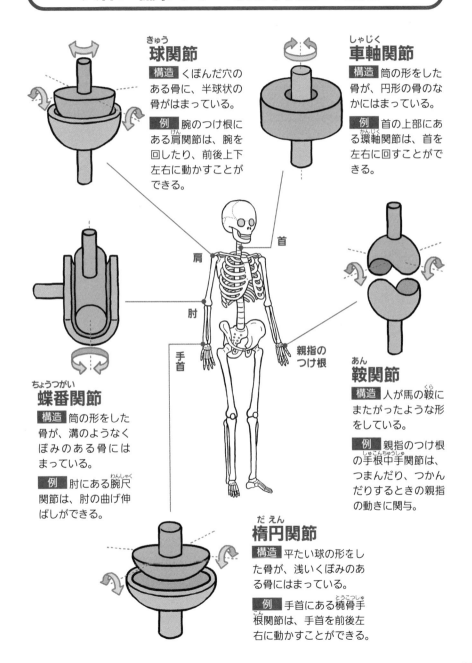

球きゅう関節

構造 くぼんだ穴のある骨に、半球状の骨がはまっている。

例 腕のつけ根にある肩けん関節は、腕を回したり、前後上下左右に動かすことができる。

車軸しゃじく関節

構造 筒の形をした骨が、円形の骨のなかにはまっている。

例 首の上部にある環軸かんじく関節は、首を左右に回すことができる。

蝶番ちょうつがい関節

構造 筒の形をした骨が、溝のようなくぼみのある骨にはまっている。

例 肘にある腕尺わんしゃく関節は、肘の曲げ伸ばしができる。

鞍あん関節

構造 人が馬の鞍くらにまたがったような形をしている。

例 親指のつけ根の手根中手関節しゅこんちゅうしゅは、つまんだり、つかんだりするときの親指の動きに関与。

楕円だ えん関節

構造 平たい球の形をした骨が、浅いくぼみのある骨にはまっている。

例 手首にある橈骨手根関節とうこつしゅこんは、手首を前後左右に動かすことができる。

首

肩

肘

手首

親指のつけ根

11

3 ヒトが進化できたのは手足のおかげ？

▶▶二足歩行で手足の役割が分業化され、脳が発達

✛道具を使うことを覚え、知的能力を獲得

　4本足の動物の多くは、前足と後ろ足で多少の違いはあるものの、機能には大差がありません。

　しかし、ヒトの場合は違います。**二足歩行をするようになったことで、手と足の役割が明確に分かれたのです。**

　手は、親指を発達させたことで、物をつかむなどの細かい動作ができるようになりました。腕とつながっていることで、物を動かせるようにもなりました。それだけではありません。道具を使うことを覚えたことで、脳の発達を促し、知的能力を獲得することができたのです。

✛見た目の構造は違っても骨格はほとんど同じ

　では、足はどうでしょう。足は体を支えるとともに、歩行や走行などの運動機能を持っています。二足で立つために踵（かかと）から足先までを地面につけました。また、足底（そくてい）をアーチ状の土踏（つちふ）まずにすることで、体重を分散し、衝撃を和らげる形へと発達しました。その結果、足の指（趾骨（しこつ））は手の指（指骨（しこつ））よりも短く、甲が長くなっています。

　見た目と役割こそ異なるものの、骨格を比べてみると手の骨は片手で27個、足の骨は片足で26個であり、似たような構造をしています。これらの骨はバラバラにならないよう、靭帯で関節をつないでおり、指が長くなっている点では同じです。

　もとは同じ「足」だったものの、役割が分業化されたことで、脳の発達が促され、人類の進化にひと役買うことになったのです。

手の特徴と足の特徴

右手（手のひら側）

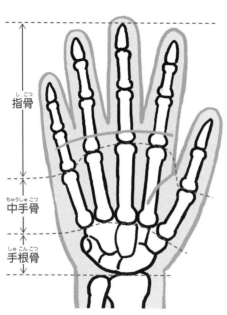

指骨（し こつ）

中手骨（ちゅうしゅ こつ）

手根骨（しゅ こん こつ）

手根骨は、足根骨よりも複雑な構造になり、動きも繊細。

右足（裏側）

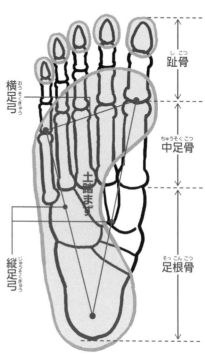

趾骨（し こつ）

中足骨（ちゅうそく こつ）

足根骨（そっ こん こつ）

横足弓（おうそくきゅう）

縦足弓（じゅうそくきゅう）

土踏まず

足の骨は、手の骨よりも長くなり、3つのアーチ（足弓）を形成。

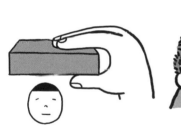

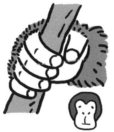

ヒトとチンパンジーのつかみかた

ヒトの手は、親指とその他の指を向かい合わせにして物をつかめるが、チンパンジーはそのようにはつかめない。

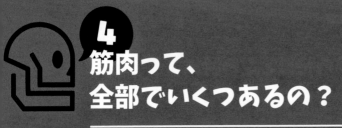

4 筋肉って、全部でいくつあるの？

▶▶骨と違い、筋肉を正確に数えるのは難しい

＋400とも800ともいい、数えかたによって変わる

　ヒトの体は全部でいくつの筋肉があるのでしょう。

　筋肉には骨についている骨格筋のほか、心臓を動かす心筋と、血管や内臓などの壁をつくる平滑筋の3種類があります。平滑筋と心筋は数えられません。骨格筋は左右にあり、また細かく分かれているので全部合わせて400個とか800個という研究者もいて、なかなか意見が一致しません。

　その理由は、数えかたによって筋肉の数が違ってくるためです。**筋肉には1つひとつ名前がついているので、誰が数えても同じになるはずですが、なかには例外があり、数えかたをややこしくしています。**

＋背骨には名無しの筋肉がある？

　最もやっかいなのは背骨のところにある骨格筋で、一部の筋肉には、1つひとつに名前がついていません。背骨の横突起から出てきて、上の棘突起に斜めにつく筋肉は、1つ上、2つ上、3つ上……というふうについているものがあり、境目なくつながっています。これらは、全部まとめて1つの筋肉としたほうがよいか、別の筋肉としたほうがよいか、判断するのは難しいところです。

　しかたなく便宜上として、**数で分けて、1つ上から2つ上までについてる比較的短い筋肉を「回旋筋」、2〜4つ上までについているのを「多裂筋」、4つ以上のものを「半棘筋」としています。**

　ちなみに、手のなかの筋肉にも、1つの名前で呼べば、数が少なくなるものがあります。筋肉の数を正確にいうのはとても難しいのです。

筋肉（骨格筋）の基本構造

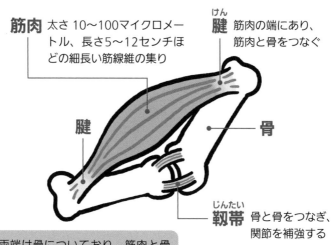

筋肉 太さ 10〜100マイクロメートル、長さ5〜12センチほどの細長い筋線維の集り

腱（けん） 筋肉の端にあり、筋肉と骨をつなぐ

腱

骨

靱帯（じんたい） 骨と骨をつなぎ、関節を補強する

筋肉の両端は骨についており、筋肉と骨は連動して動く。こうしたはたらきを持つ筋肉（骨格筋）が、人体に400以上あるとされ、それぞれに名前がついている。

数えかたが難しい骨格筋

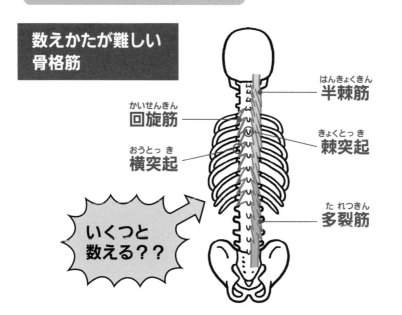

半棘筋（はんきょくきん）

回旋筋（かいせんきん）

棘突起（きょくとっき）

横突起（おうとっき）

多裂筋（たれつきん）

いくつと数える？？

5 力士は肩こりが少ないというけど、どうしてなの？

▶▶肩甲骨についている僧帽筋が発達しているため

✚頼りない肩に、重い腕がついている

　肩は頼りない構造をしていて、体の前部は細い鎖骨、後部では肩甲骨が腕を支えています。腕は意外と重く、1本あたりの重さは体重の16分の1ほど。たとえば、体重60キロの人なら7.5キロ（両腕）の重さを支えていることになります。

　肩甲骨には骨格の助っ人的存在ともいえる僧帽筋という大きな筋肉がついていて、腕の重さを支えています。そのためじっとしていても常に筋肉が緊張し、収縮しています。筋肉の収縮にはエネルギーとして酸素が必要で、酸素は血行がよくないと送られてきません。血行をよくするためには肩を動かすことが大事ですが、意識しない限り、日常生活のなかで僧帽筋を働かすような動きはほとんどしていません。すると僧帽筋の緊張が続き、血行が悪くなった状態になります。これが、肩こりです。

　一方、力士のように、日常的に腕で物をぎゅっとつかんで引き寄せる動作をする人は、僧帽筋がよく発達しています。僧帽筋が発達していると腕を支える力が強まり、肩こりに悩まされることも少なくなるのです。

✚五十肩の正体はローテーターカフの損傷

　加齢とともに肩の関節が弱くなると、ちょっとした刺激でも傷がつき、炎症を起こします。そうなると痛みで腕を上げることができなくなるのですが、これが五十肩です。五十肩の主な原因は、上腕骨を取り巻くローテーターカフと呼ばれる腱の損傷ですから、炎症が起きている急性の五十肩のときは患部を動かさず、安静にしていることが大事になります。

肩の症状と関係の深い僧帽筋とローテータカフ

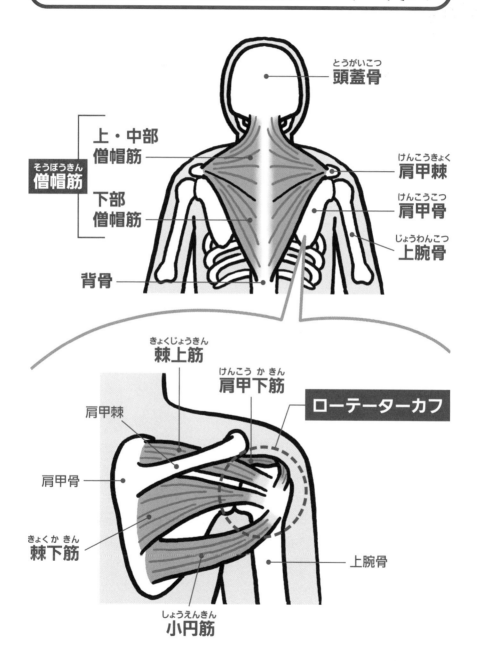

とうがいこつ
頭蓋骨

上・中部
僧帽筋

そうぼうきん
僧帽筋

下部
僧帽筋

けんこうきょく
肩甲棘

けんこうこつ
肩甲骨

じょうわんこつ
上腕骨

背骨

きょくじょうきん
棘上筋

けんこう か きん
肩甲下筋

肩甲棘

ローテーターカフ

肩甲骨

きょくか きん
棘下筋

上腕骨

しょうえんきん
小円筋

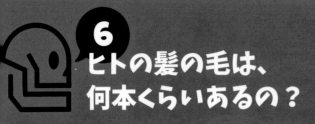

▶▶本数は平均10万本。抜けるのは毎日50本以上

✚ 髪の毛の寿命は男性と女性で違う

髪の毛は皮膚が分化したもので1本1本は細いのですが、たくさん集まることで頭が傷つくのを保護したり、保温する役目を担っています。日本人の髪の毛の数は8～12万本で、平均約10万本です。

髪の毛は、毛根の最下端にある毛母という組織が細胞分裂をくり返し、毎日少しずつ成長しています。そして、成長が止まると、毛根の細胞が死滅して自然に抜け落ちます。髪の毛の寿命は男女で違い、男性は3～5年。女性は4～6年といわれています。

健康な人でも、1日に50～150本の髪の毛が抜けていきます。抜けたところからは再び細胞分裂が始まり、新しく生えてくるしくみになっています。

✚ 髪の毛の色が一晩で白くなることはない

髪の毛の色は、毛に含まれるメラニン色素の量で決まり、メラニン色素が多いと黒髪に、少なくなればなるほど茶色になります。

メラニン色素は髪の毛と一緒に毛根でつくられているのですが、加齢によって新陳代謝が衰え、毛母に栄養が回らなくなると色素をつくる能力も低下し、数が少なくなります。そのため、メラニンのあった場所に隙間ができ、その隙間に空気が入り込んできます。これが、白髪です。

白髪に光があたるとキラキラ輝いて見えるのは、隙間の空気が光を反射させているため。このように白髪になるのは毛根の問題なので、一晩で髪が真っ白になることはありえないことになります。

髪の毛の寿命と生え変わりのサイクル

❶ 成長期前期

毛根に栄養を供給している毛乳頭のはたらきで、毛母がさかんに細胞分裂し、毛根が成長

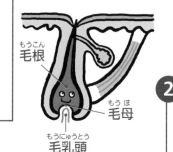

もうこん
毛根

もう ほ
毛母

もうにゅうとう
毛乳頭

❷ 成長期後期

毛母の細胞分裂が続き、髪の毛が成長していく

髪の毛

抜け毛

古い毛が徐々に表面に上がっていく

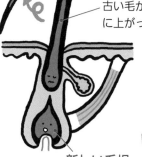

新しい毛根

❹ 休止期

髪の毛が皮膚の表面に上がっていき、やがて脱落。毛乳頭では新しい毛の成長が始まる

❸ 退行期

毛母の細胞分裂が止まり、髪の毛の成長も止まる

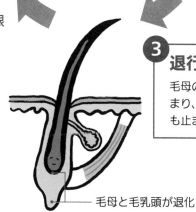

毛母と毛乳頭が退化

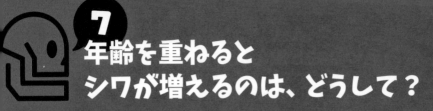

7 年齢を重ねると シワが増えるのは、どうして？

▶▶肌のハリと伸び縮みを担う2つの物質が減るため

✚ 全身の皮膚を合わせると、たたみ1畳分に！

「皮膚」はヒトの体のなかで最大の組織で、**成人の全身の皮膚を広げるとたたみ1畳分（1.6～1.8平方メートル）になるといわれています。**

皮膚は表皮、真皮の2層からなっていて、これらを合わせた厚さは1～4ミリメートル。その下にやわらかな皮下組織があります。それぞれの層の厚さは体の場所によって異なります。また、皮膚には圧力や温度など外部からの刺激を感知する神経のしくみ(84ページ参照)も備わっています。

✚ 皮膚を支えていた編み目が崩れる

皮膚がピンと張っている理由は、**皮膚に細い糸のような物質「コラーゲン線維」と「弾性線維」があり、この2つが網目状にからみあって皮膚を支えていることにあります。**

コラーゲン線維は皮膚が伸びすぎないよう張りを保つ役割を、弾性線維は皮膚を伸び縮みさせるゴムのような役割を持つ物質です。

しかし、年をとると、コラーゲン線維も弾性線維も減っていきます。**シワができるのはこれらの物質のはたらきが弱まった結果、皮膚を支えていた網目が崩れ、伸びた皮膚が元に戻る力を失って、たるみ始めるためです。**

また、日光に含まれる紫外線も、シワを増やす原因になります。紫外線は皮膚の深いところにある真皮層まで届き、コラーゲン線維を小さく切断して、弾性線維を変質させてしまうのです。

加齢によってシワが増えるのは仕方のないことですが、紫外線対策をしっかり行なえば、進行を遅らせることにひと役買ってくれます。

皮膚の構造とはたらき

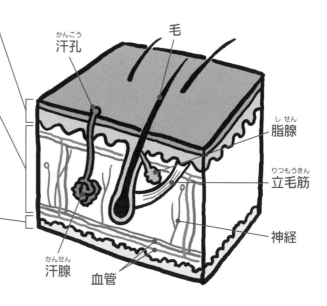

表皮（ひょうひ）
外界から体を守る皮膚組織（角質）を休みなくつくっている

真皮（しんぴ）
コラーゲン線維と弾性線維のはたらきにより水分に富む。血管や神経が通っている

皮下組織（ひか）
脂肪を多く含み、外界からの衝撃緩和や断熱・保温、エネルギーの貯蔵などの役割を担っている

汗孔（かんこう）

毛

脂腺（しせん）

立毛筋（りつもうきん）

神経

汗腺（かんせん）

血管

> 皮膚には、2層の構造のほか、汗腺、脂腺、毛といった皮膚機能を補う特殊な器官も備えている。

シワができるしくみ

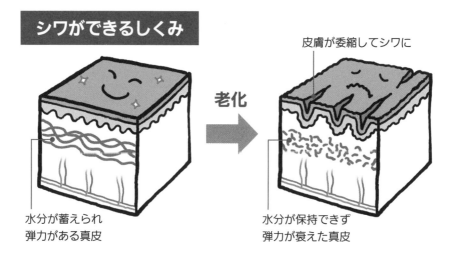

老化

皮膚が委縮してシワに

水分が蓄えられ弾力がある真皮

水分が保持できず弾力が衰えた真皮

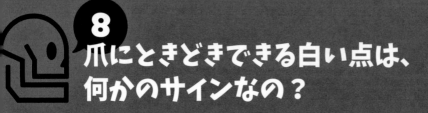

8 爪にときどきできる白い点は、何かのサインなの？

▶▶病気ではなく、刺激や空気が入ってできたもの

✛手の爪はよく使う指ほど速く伸びる

　爪は、皮膚（表皮）の角質がかたくなってできたもので、指先や皮膚を保護することや、小さな物をつかみやすくするなど、細かい作業を可能にする役割を持っています。

　爪は「爪母」とよばれる部分でつくられ、新しくできた部分が押し出されるようにして伸びていきます。伸びる速さは指によって違い、**人差し指、中指、薬指の爪が、親指や小指よりも速く伸びるといわれています。**伸びる速度は、成人の手の爪で1日に平均0.1ミリメートル前後。夜よりも昼、冬よりも夏のほうが伸びる速度が速く、足の爪は手の爪よりも伸びる速度が遅いといわれています。

✛爪も皮膚の仲間、異常を生じることも

　爪も皮膚の一部なので、ときどき異常が起こることがあります。また、爪の形には老化や体の状態が表れます。たとえば、ギザギザと縦線が入ったような模様が見えたら、それは老化のサイン。年をとると、爪母のなかでも爪の細胞をつくる速さが場所ごとに異なってくるため、このような縦線が表れるのです。

　爪に白い点が出ても、病気ではないので心配はいりません。**これは爪がつくられるときに何らかの刺激を受けたり、爪のなかに空気が入ったりすることでできたもの。爪が伸びるにつれ上に移動し、なくなります。**

　爪に横線が入るのは不規則な生活やストレスが原因です。また、爪が盛り上がる「ばち指」は肺や心臓、肝臓などの病気が原因で起こります。

爪の構造と各部の特徴

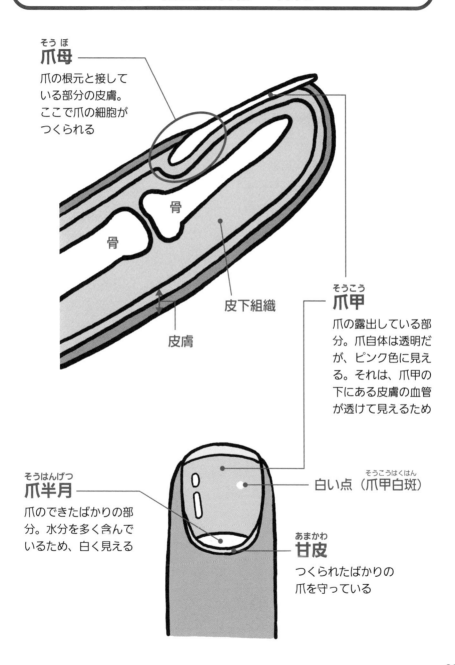

爪母（そうぼ）
爪の根元と接している部分の皮膚。ここで爪の細胞がつくられる

骨

骨

皮下組織

皮膚

爪甲（そうこう）
爪の露出している部分。爪自体は透明だが、ピンク色に見える。それは、爪甲の下にある皮膚の血管が透けて見えるため

爪半月（そうはんげつ）
爪のできたばかりの部分。水分を多く含んでいるため、白く見える

白い点（爪甲白斑）（そうこうはくはん）

甘皮（あまかわ）
つくられたばかりの爪を守っている

9 とっさのときでも体が適切な行動をとれるのは、どうしてなの？

▶▶ヒトには脳だけに頼らないしくみがあるから

✛脳に代わって脊髄が中枢として働く

　私たちが動くとき、外界の変化に合わせて適切な行動をとれるのは、外からの情報（信号）が末梢神経と脊髄を経由して、司令部のある脳に伝わり、組み立てられた指令が、再び脊髄と末梢神経を通って、手足の筋肉などに送られるためです。

　しかし、急に物が飛んできたりして、とっさに危険から身を守るときなどは、脳に情報を伝え、脳の指令を待っていたのでは間に合いません。

　このようなときは、**脳に代わって脊髄が中枢として働き、意識することなく、体に反射運動を起こさせ、物がぶつかる前に反応できるようにして、危険を回避しています。**このしくみを、「脊髄反射」といいます。

　脊髄反射の場合、脳のような役割を担っているのが脊髄で、信号は脳を経由せず、脊髄が信号を処理して筋肉に指令を伝えています。

✛脊髄反射を利用したのがリハビリテーション

　脊髄から左右に出る末梢神経（脊髄神経）は31対あり、それらは体中にくまなく伸びています。脊髄神経のうち、脊髄の腹側から伸びているのは運動の信号を伝える「運動神経」で、背中側から伸びているのは感覚の信号を伝える「感覚神経」で、全身の動きに関係しています。

　ヒトが歩行するとき、意識せずとも次は右足、次は左足、と足が交互に出せるのも、脊髄のなかにこうしたしくみが備わっているためです。

　また、脳の一部が壊れて、麻痺が起こったようなとき、この脊髄反射を利用して医療に役立てているのが、リハビリテーションなのです。

24

脳、脊髄、末梢神経のつながり

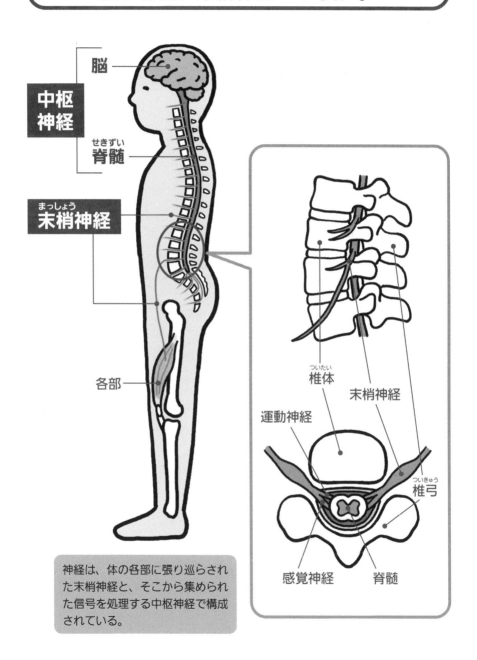

中枢神経

脳

せきずい
脊髄

まっしょう
末梢神経

各部

ついたい
椎体

運動神経

末梢神経

ついきゅう
椎弓

感覚神経

脊髄

神経は、体の各部に張り巡らされた末梢神経と、そこから集められた信号を処理する中枢神経で構成されている。

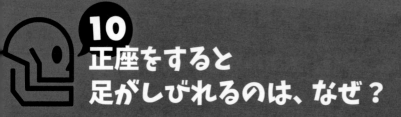

10 正座をすると 足がしびれるのは、なぜ？

▶▶足の神経が一時的に麻痺を起こすため

＋ピリピリした感覚は感覚神経の回復

正座をしたときに、足がしびれてしまったという経験は、誰でもあることでしょう。

足のしびれは、一時的に起こる血行障害によるものです。足には筋肉を動かす運動神経と、熱さや痛さなどを感じる感覚神経の2つの神経が通っています。

正座をすると、**体重の重みが足にかかることによって、血管が圧迫され、血流が悪くなって、一時的に足の神経が麻痺した状態になります。**運動神経が麻痺すると、足首を曲げられなくなり、立ち上がることができなくなります。感覚神経も鈍るため、足をつねっても何も感じなくなります。

しかし、これは一時的なもので、**立ったり、姿勢を変えたりすると足の血流が戻り、感覚神経も回復します。このときに生じるピリピリした感覚が、しびれの正体です。**

＋動脈は必要に応じて形を変えられる

正座に慣れてくると、足の血管が圧迫されているのに、しびれにくくなります。これは、足に必要な血流が確保されているためです。

動脈には、必要に応じて太くなったり、細くなったりする性質が備わっています。お坊さんなど習慣的に正座をする人の場合は、圧迫される太い動脈の代わりにそこから枝分かれしている細い動脈が発達し、血流が確保できるよう太くなります。すると、長い時間正座をしても、足の神経に必要な血液が届くので、しびれにくくなるというわけです。

「正座で足がしびれる」の正体

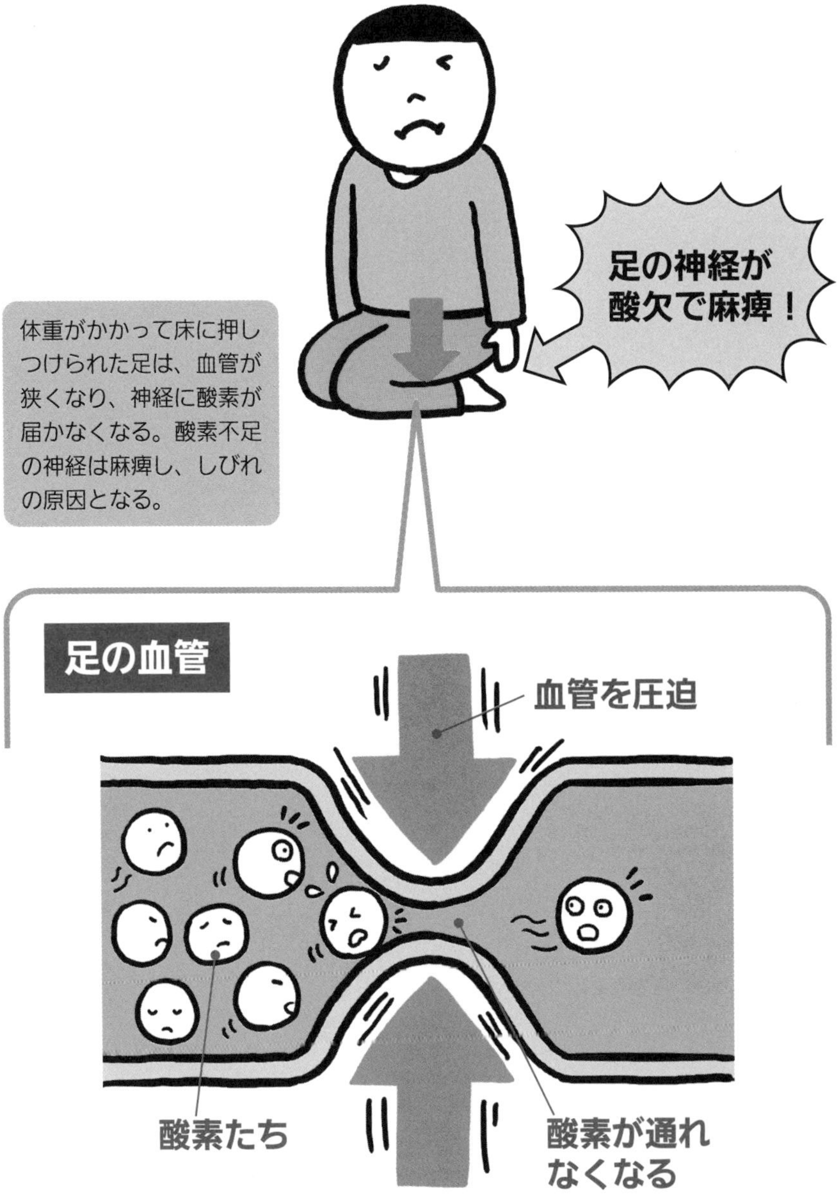

足の神経が
酸欠で麻痺！

体重がかかって床に押しつけられた足は、血管が狭くなり、神経に酸素が届かなくなる。酸素不足の神経は麻痺し、しびれの原因となる。

足の血管

血管を圧迫

酸素たち

酸素が通れなくなる

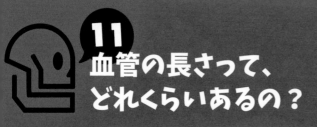

11 血管の長さって、どれくらいあるの?

➕ 血管は心臓に近づくほど太くなる

　全身をくまなく巡り、血液を輸送するパイプの役目を担っている血管は、動脈、毛細血管、静脈の3つで構成されています。

　血管のなかで最も太いのは大動脈で、心臓から体の真ん中を通り、ほかの動脈へ血液を送り出しています。その太さは10円玉の直径よりも少し大きめ。**動脈の壁は厚く、弾力性があるため、めったなことでは切れません。**この弾力が失われ、かたくなった状態が動脈硬化といわれるものです。

　いちばん細いのは毛細血管で、直径は約120分の1ミリメートルほど。赤血球などの血球がやっと通れるくらいの太さなので、人間の目で見ることはできません。毛細血管は体の隅々まで巡り、酸素や栄養素を届ける役目を担っています。毛細血管はかたい骨のなかにもあります。

➕ 血液は6000キロメートルを旅する

　皮膚から透けて見える血管は、すべて静脈です。動脈が心臓のポンプ作用で血液を送り出すのに対し、重力に逆行する静脈には血液が逆流するのを防ぐ弁がついていて、全身の筋肉のポンプ作用で心臓まで血液を戻しています。

　静脈は血液を運搬するだけで、ほとんど圧力を受けないため、血管壁は薄く、弾力性もそれほどありません。

　では、これらの血管をすべてつなげると、どれくらいの長さがあるのでしょうか。**答えは約6000キロメートルで、日本列島のおよそ3倍の長さになります。**

全身の血管の巡りかた

血管は、いずれのコースでも、心臓から始まって、動脈→毛細血管→静脈を通ったあと、また心臓に戻る。

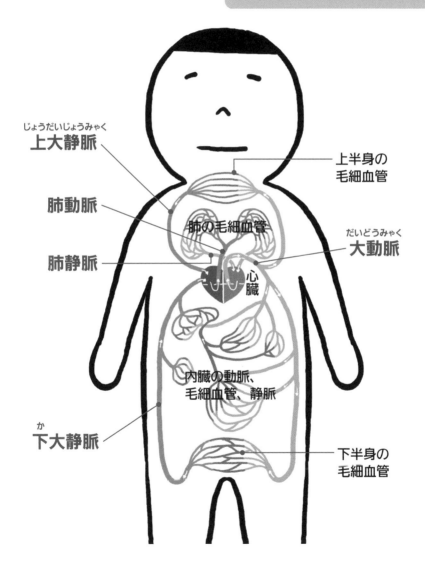

じょうだいじょうみゃく
上大静脈

肺動脈

肺静脈

上半身の
毛細血管

肺の毛細血管

だいどうみゃく
大動脈

心臓

か
下大静脈

内臓の動脈、
毛細血管、静脈

下半身の
毛細血管

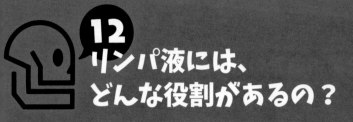

リンパ液には、どんな役割があるの？

▶▶細胞の老廃物や脂肪を運び、免疫も担当

✚全身に張り巡らされた老廃物を流す「水道」

リンパ管はリンパ液の通り道で、血管に沿って体中に張り巡らされています。「リンパ」はもともとラテン語で「清水の流れ」を意味し、日本では『解体新書』にはじめて登場。当時は「水道」と訳されました。

リンパ管を流れるのは、淡い黄色のリンパ液です。リンパ液は、毛細血管からしみ出した血漿がリンパ管に入ったもので、細胞から排出された老廃物や、腸で吸収された脂肪を運ぶ役目を果たしています。

リンパ管の途中には、リンパ節と呼ばれるソラマメ大の器官があります。リンパ節は首や脇の下、足のつけ根など、ヒトの体内に約800個存在し、リンパ液中の細菌やウイルスなどの異物を濾し取るはたらきをしています。リンパ節のなかにはマクロファージという免疫細胞が待ち構えていて、その異物と戦っています。

✚むくみの正体はリンパ液の漏れ

リンパはむくみが発生するメカニズムにも関わっています。血液は本来、心臓から送り出され、心臓に戻っていきますが、長時間立ちっぱなしでいると、筋肉の力で静脈血を押し上げることができなくなり、足などの末端から心臓に戻っていける血液の量が減少してしまいます。

すると、毛細血管に大きな圧力がかかり、戻れなかった血液が毛細血管から漏れてリンパ液としてたまります。これが、むくみの正体です。

むくみの症状が出ても、足を動かしたり、歩いたりすることでリンパ液は回収され、むくみは解消されます。

リンパ液が血液に戻っていくしくみ

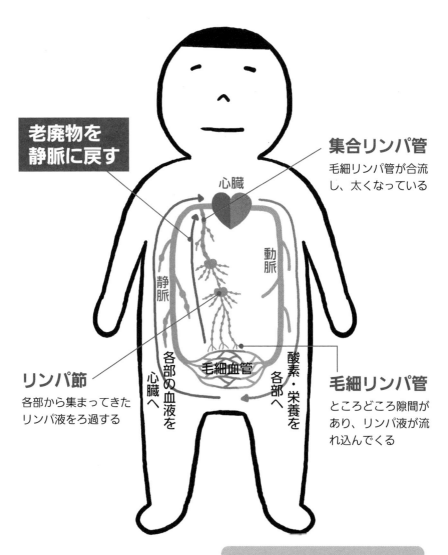

集合リンパ管
毛細リンパ管が合流
し、太くなっている

**老廃物を
静脈に戻す**

心臓

動脈

静脈

リンパ節
各部から集まってきた
リンパ液をろ過する

各部の血液を心臓へ

毛細血管

酸素・栄養を各部へ

毛細リンパ管
ところどころ隙間が
あり、リンパ液が流
れ込んでくる

リンパ液は、くり返しろ過され、静脈
に注ぎこむときには、ほとんど異物が
取り除かれる。

人体はすべて細胞で
できてるって、ほんとう？

▶▶全身の組織や臓器は、すべて細胞がつくったもの

✚ 受精卵が細胞分裂をくり返すことで体ができた

　ヒトの体は、約 37 兆個の細胞からできているといわれています。精子と卵子が受精してできたたった 1 つの「細胞（受精卵）」が 2 つになり、3 つになり、**細胞分裂をくり返して分化し、脳や心臓、皮膚や爪など、役割の異なるさまざまな臓器や組織をつくり、大切な機能を営んでいます。**

　細胞は 200 ～ 300 種類もあり、その 1 つひとつが呼吸をし、栄養素を取り入れて活動しています。ヒトの細胞は顕微鏡でしか見ることのできない大きさで、直径は 15 ～ 30 マイクロメートル。私たちが生きていられるのは、約 37 兆個の細胞が活動し、さまざまな器官がきちんと役割を果たしているからなのです。

✚ がんができるのは細胞分裂のエラーが原因

　体をつくる細胞は古くなると分裂し、新しい細胞と入れ替わっています。こうして細胞分裂をくり返すことで私たちの体は健康でいられるのです。

　しかし、細胞分裂ができる回数には限界があるといわれ、ヒトの細胞の場合、40 ～ 60 回といわれています。時間に換算すると 120 ～ 130 年くらいですが、多くの人はそこまで生き続けることはできません。

　それは、細胞が分裂して新しい細胞をつくるとき、エラーが起こることがあるためです。**日本人の死因のトップを占める「がん」を引き起こすのもエラーが原因で、年を取るごとにエラーの頻度が高くなります。**体内に不具合のある細胞が増えると病気にかかるなどして、やがて死を迎えます。

　私たちに寿命があるのは細胞が永遠ではないからなのです。

細胞の構造といろいろなはたらき

細胞の基本構造（断面図）

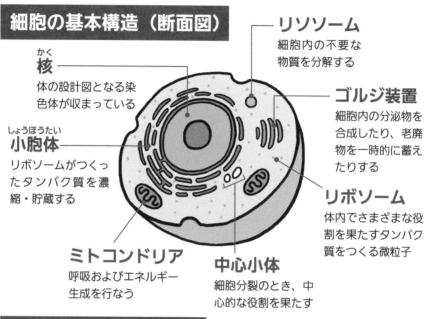

核（かく）
体の設計図となる染色体が収まっている

リソソーム
細胞内の不要な物質を分解する

ゴルジ装置
細胞内の分泌物を合成したり、老廃物を一時的に蓄えたりする

小胞体（しょうほうたい）
リボソームがつくったタンパク質を濃縮・貯蔵する

リボソーム
体内でさまざまな役割を果たすタンパク質をつくる微粒子

ミトコンドリア
呼吸およびエネルギー生成を行なう

中心小体
細胞分裂のとき、中心的な役割を果たす

さまざまな細胞の種類

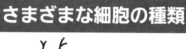

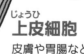

神経細胞
神経を構成する細胞。多くの突起を持ち、ほかの神経細胞と連結する

上皮細胞（じょうひ）
皮膚や胃腸などの表面を覆う

筋細胞（きん）
筋肉を構成する細長い細胞。収縮することができる

赤血球（せっけっきゅう）
血液中にあり、酸素および二酸化炭酸を運搬する

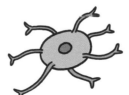

骨細胞（こつ）
たくさんの長い足を持ち、隣の骨細胞としっかりとからみ合う

細密な人体解剖図を描いて
近代解剖学の祖となったヴェサリウス

　近代科学として解剖学が始まったのは、16世紀以降のこと。人体の謎に挑んだベルギー生まれのアンドレアス・ヴェサリウス（1514-1564）が1543年に出した、『ファブリカ』という医学書が、そのはじまりです。

　18歳で母国を離れ、パリ大学で医学を学んだヴェサリウスは、解剖の授業で、当時は一般的だった分業制の解剖に疑問を抱きます。その当時は、古代ローマのガレノスの医学が信じられ、人体の構造を見ることは重要ではありませんでした。解剖は、執刀する「執刀者」と、棒で指し示す「示説者」、解説を行なう「解剖学者」で行なっていたのです。

　しかし、実際の体のなかをよく見ていくと、権威ある書物と合わないこともあります。自分の手で切り開き、確かめなければほんとうの姿はわからない。ヴェサリウスはそう考えました。

　その後、解剖学の研究のためにイタリアのパドヴァ大学に入学し、23歳で教授に任命されます。彼は大学の授業で数多くの遺体をみずから解剖し、観察に基づいて考察・研究を続けるかたわら、膨大なページの書物を執筆しました。

　それが、28歳のとき出版した『ファブリカ』です。本書は学術的価値が高かっただけでなく、解剖図の美しさと正確さは、現在の私たちが見ても驚かざるを得ません。

　こうして、現在にいたる近代医学の歴史は自分の手で解剖し、自分の目で観察するというヴェサリウスによって切り開かれました。そして、彼をきっかけに発展した解剖学の研究は形を変え、今なお続いています。

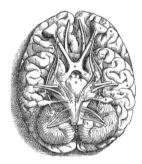

ヴェサリウスが描いた脳の基底部。

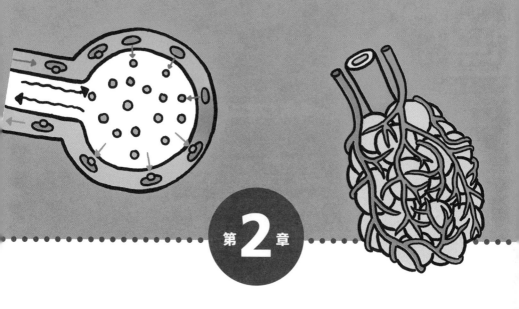

第 2 章

呼吸と循環の謎

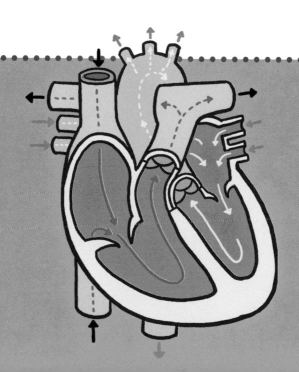

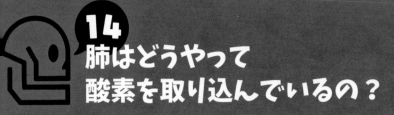

✚ たたみ約37畳分の器官が行なうガス交換

ヒトはもちろん、動物は酸素を吸って、二酸化炭素を吐き出す「呼吸」をして生きています。**呼吸をすることで、私たちの体のなかでは酸素と二酸化炭素を交換するガス交換が行なわれています。**

口と鼻から入った空気は気管（きかん）を通り、肺のなかへ送り込まれます。気管は左右の肺のなかで枝のように分かれていき、だんだん細くなります。この気管支（きかんし）の先には、肺胞（はいほう）といってブドウの房（ふさ）のような微小な袋がたくさんついていて、その表面には細かい毛細血管が広がっています。

肺胞の表面積はなんと50～60平方メートル。たたみの広さにたとえると、約37畳分にあたり、ガス交換はここで行なわれています。

✚ 酸素は赤血球と結合して全身に運ばれる

取り込んだ空気に含まれている酸素は、肺胞の表面を巡る毛細血管から血液中に入ります。血液中には赤血球があって、赤血球のなかにあるヘモグロビンという物質が含まれています。ヘモグロビンは酸素と結合しやすい性質を持っています。これを利用し、酸素と結合した赤血球は、動脈を通って全身へ運ばれます。

全身を巡った血液には、体内でいらなくなった二酸化炭素が溶け込んでいて、再び心臓へ戻り、肺へと送られます。肺胞に辿り着くと肺胞のなかに、二酸化炭素が血管の壁を通り抜けて入ります。同時に、肺胞には新しい酸素が取り込まれているので、赤血球は再びそれと結合します。肺胞に入った二酸化炭素は息と一緒に口から外へ出ていきます。

肺でガス交換が行なわれるしくみ

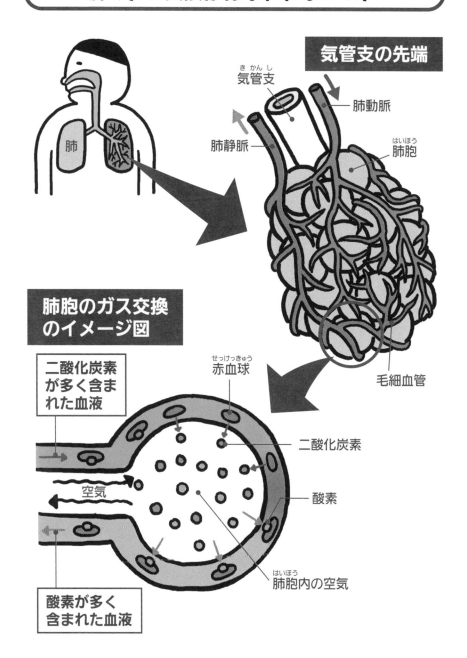

気管支の先端

気管支
（き かん し）

肺動脈

肺静脈

肺胞
（はいほう）

肺

毛細血管

肺胞のガス交換のイメージ図

二酸化炭素が多く含まれた血液

赤血球
（せっけっきゅう）

二酸化炭素

空気

酸素

肺胞内の空気
（はいほう）

酸素が多く含まれた血液

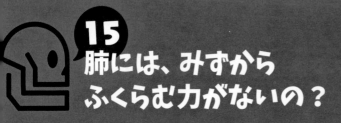

15 肺には、みずから ふくらむ力がないの？

▶▶横隔膜と肋間筋のおかげで肺は呼吸できる

✚ 肺に空気が流れ込んだり、押し出されたり

　肺はみずからの力でふくらんだり縮んだりして、空気を吸い込んで、吐いていると誤解されがちですが、実はそうではありません。その点、自分の力で拍動（はくどう）することができる心臓とは、事情が違います。

　肺そのものにみずからふくらむ力はないので、胸とお腹の境目にある横隔膜（かくまく）という筋肉と、肋骨（ろっこつ）の間にある肋間筋（ろっかんきん）の力を借りています。

　息を吸うときは、肋間筋が縮んで肋骨が上に引き上げられ、それと同時に胸とお腹を隔てている横隔膜が下がり、肋骨内の空間が広がります。それで肋骨内の圧力が下がり、ふくらんだ肺のなかに空気が流れ込みます。

　息を吐き出すときは、伸びた肺が自分の弾力性によって元に戻ろうとすることで、肺のなかの空気が外へ押し出されます。肺が空気を吐き出して小さくなるのに合わせ、肋骨が下がると、横隔膜が上がって胸郭（きょうかく）が縮み、肺のなかの空気が押し出されます。これが、呼吸のしくみです。

✚ 吸った空気の3分の1は使われていない

　左肺（さはい）は右肺（うはい）より小さく、形も異なります。その理由は心臓が左側にやや張り出しているため。重さは右肺が約600グラム、左肺が約500グラム。肺の容量は左右合わせ2リットル強で、1回の呼吸で空気を出し入れしている量は500ミリリットル程度です。

　ただし、吸った空気のすべてをガス交換に使えるわけではありません。なぜなら、吸い込む空気の3分の1は、1つ前の呼吸で完全に吐き出せずに気道に残った使用済みの空気だからです。

呼吸と関係が深い器官や筋肉

肺は、隣接する肋間筋と横隔膜という筋肉の力を借りて、ふくらむしくみになっている。

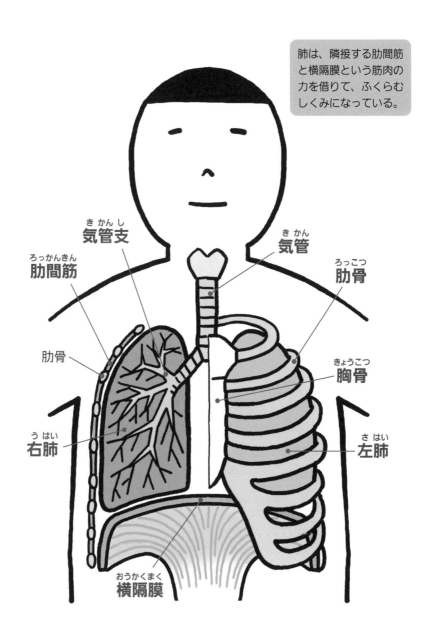

きかんし
気管支

ろっかんきん
肋間筋

き かん
気管

ろっこつ
肋骨

肋骨

きょうこつ
胸骨

う はい
右肺

さ はい
左肺

おうかくまく
横隔膜

39

女性と男性で
呼吸法が違うって、ほんとう？

▶▶女性は胸式呼吸、男性は腹式呼吸が多い

✛胸式呼吸は、肋骨のはたらきを使う呼吸法

空気を吸い込んで、肺のなかに酸素を取り込み、二酸化炭素などのいらないものを吐き出すのが呼吸です。

実は、呼吸には2つの種類があります。1つは「胸式呼吸」で、もう1つは「腹式呼吸」です。

胸式呼吸は、胸を囲んでいる肋間筋のはたらきで胸を広げて、肺に空気を入れます。出すときは肋間筋をゆるめ、肺の空気を押し出します。深呼吸をイメージしていただくとわかりやすいでしょう。

女性の多くは、胸式呼吸をしているといわれています。これは、妊娠してお腹が窮屈になったときでも呼吸しやすいためと考えられています。

✛腹式呼吸は、横隔膜のはたらきを使う呼吸法

腹式呼吸は、肺の下にある横隔膜のはたらきによって、肺に空気を出し入れします。横隔膜が縮むことで、肺がお腹の方向へふくらんで空気が入ります。横隔膜が元に戻ると、肺の空気が下から押し出されます。男性に多いといわれているのは、この腹式呼吸です。

2つの呼吸法には、それぞれ役割があります。胸式呼吸は、たくさんの空気を体に取り入れることが目的で、運動時や緊張時によく使われます。

腹式呼吸は、体のなかにたまっている空気を全部出し切ることが目的で、リラックス時によく使われます。

どちらの呼吸法もヒトにとって大切で、私たちはそれを上手に使い分けて暮らしているのです。

胸式呼吸と腹式呼吸の違い

胸式呼吸

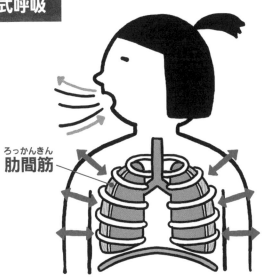

ろっかんきん
肋間筋

肋間筋を収縮させて肺をふくらませ、吸う。肋間筋をゆるめて肺を戻し、吐く。女性に多い呼吸法。

腹式呼吸

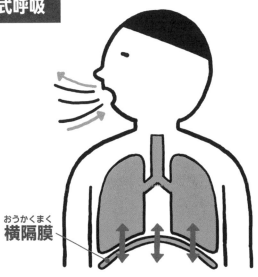

おうかくまく
横隔膜

横隔膜を収縮させて下に下げることで肺をふくらませ、吸う。横隔膜をゆるめて肺を戻し、吐く。男性に多い呼吸法。

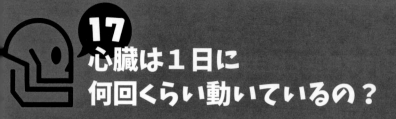

▶▶1日で約10万回、一生で30億回拍動する

✚体が大きい動物ほど寿命が長い

心臓が1日に何回動いているのかは、1分間の脈拍を数えることで知ることができます。**成人では1分間に約70回動いているので、単純に計算しても1日で約10万回、1年では約3650万回、人生80年で計算すると、心臓は一生で30億回近くも動くことになります。**

多くの動物は一生に打つ脈拍の数が同じといわれ、1分間の脈拍の数は体の大きな動物ほど少なく、小さな動物ほど多くなります。たとえば、ゾウの脈拍数は1分間に約25回で寿命は約60年。ハツカネズミの脈拍数は1分間に約550回で寿命は約3年です。このため、体の大きい動物ほど寿命が長いといわれていますが、ヒトなどの例外もあります。

✚心臓は自発的に動ける唯一の臓器

心臓は血液を肺と全身に循環させるポンプの役目を果たしています。大人の心臓は1分間に約5〜6リットル、1日で約7000リットル以上の血液を体中に送り出しています。安静時に送り出す血液量は、1回の拍動で約70〜80ミリリットル。激しい運動をしたときは回数が増え、1分間に200回以上、約25リットルの血液を送っていることになります。また、脈拍は、怖い思いをしたり、緊張したときにも増えます。心臓がドキドキするのは、自律神経が心臓のリズムを刺激するからです。

心臓は神経を通さずに自発的に動ける臓器です。理由は、心筋の各細胞に規則正しく脈拍する性質が備わっているため。こうした性質が働くので、心臓は体から取り出されてもしばらくのあいだ動きます。

血液を循環させるポンプのはたらき

心臓がつくる血液の流れ

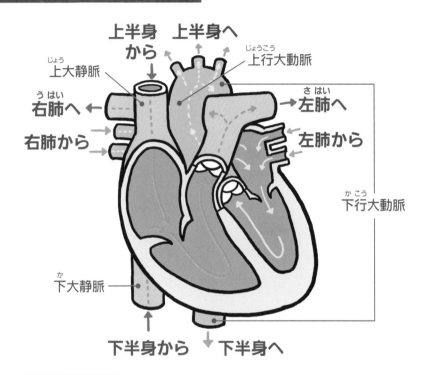

上半身から　上半身へ

上大静脈（じょう）

上行大動脈（じょうこう）

右肺へ（うはい）

右肺から

左肺へ（さはい）

左肺から

下行大動脈（かこう）

下大静脈（か）

下半身から　下半身へ

拍動のしくみ

心筋が収縮したりゆるんだりすることで、血液が出し入れされている。4つの弁が働き、血液は逆流しない。

《心筋がゆるむ》（しんきん）

肺から取り込む

全身から取り込む

くり返す

《心筋が収縮》

全身へ送る

肺へ送る

拍動は左胸に感じるから、心臓があるのも左胸？

▶▶体を解剖すると、心臓は胸のほぼ中央にある

✛拍動を左胸で感じるのは心尖が左にくるため

　胸に手をあてると、拍動を感じるのは左側です。そのため、心臓は左胸にあると思いがちですが、実は胸のほぼ中央に位置しています。

　心臓でいちばん強く拍動するのは、左下前の心臓の尖端部にある心尖（しんせん）です。私たちが心臓の動きを左側で感じるのは、この心尖が左側にくるためで、心臓が左側にあると勘違いしているのです。

✛おまけに心臓は左にねじれている

　心臓は、胸の中心からやや左側に張り出していて、握りこぶしより少し大きめの長さ約14センチ。重さは約250〜350グラムあります。心臓のなかは右心房（うしんぼう）、右心室（うしんしつ）、左心房（さしんぼう）、左心室（さしんしつ）の4つの部屋に分かれています。

　右心房と右心室は、全身を巡って心臓に戻ってきた血液を肺へ送り出し、左心房と左心室は、肺から戻ってきた血液を全身に送り出します。肺の近くにある右心室は、血液を送り出すのにそれほど強い力は要りませんが、左心室は頭の先からつま先まで、血液を届ける役目があるため、強く送り出す力が必要です。そのため、心臓は左側が強く拍動するのです。

　解剖図鑑などでは、前から見た心臓の絵は右心室のほうが大きく、左心室が小さく描かれることが多いです（前ページの上図参照）。

　しかし、実際は大きさに違いはありません。心室の上面より下は水平ではなく、後ろに傾いています。そのため、前から見ると前側が大きく見えます。それに加えて、心臓は左にねじれているため、前側に出ている右心室が大きく、左心室が小さく見えるというわけです。

心臓は左右対称にはなっていない

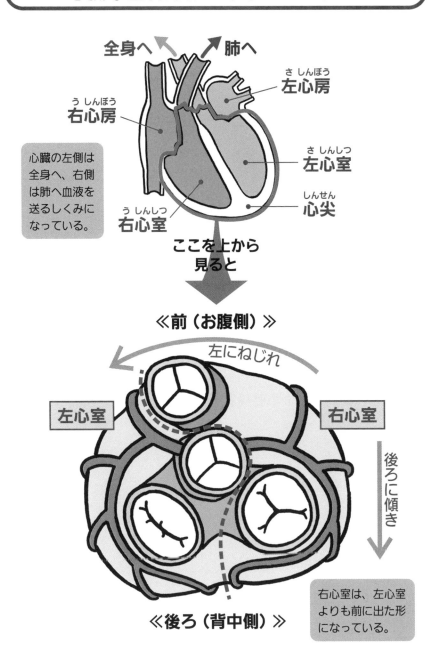

全身へ　肺へ

左心房（さしんぼう）

右心房（うしんぼう）

左心室（さしんしつ）

心尖（しんせん）

右心室（うしんしつ）

心臓の左側は
全身へ、右側
は肺へ血液を
送るしくみに
なっている。

ここを上から
見ると

≪前（お腹側）≫

左にねじれ

左心室

右心室

後ろに傾き

≪後ろ（背中側）≫

右心室は、左心室
よりも前に出た形
になっている。

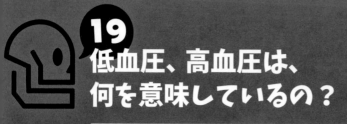

低血圧、高血圧は、何を意味しているの？

▶▶血圧の異常は体に問題が起こりつつあるサイン

✚低血圧は体に十分な血液が循環していない

血圧とは、心臓から送り出された血液によって、動脈が押し広げられるときの圧力のことをいいます。血圧計に表示される「最高血圧」は、心臓の筋肉がギュッと収縮させたときに血液が送り出されるときの圧力のことをいいます。一方、「最低血圧」は、心臓の筋肉が最も広がったときの圧力のことです。

血圧が、普通の人よりも低い傾向にある場合を「低血圧」といい、**低血圧のときは体に十分な血液が巡っていません。そのため酸素が体に十分に行き渡らず、めまいがしたり、朝起きてもすぐに動けなかったりします。**低血圧には国際的な診断基準がなく、一般に最高血圧が 100ｍｍＨｇ（ミリメートル・エイチ・ジー）以下をもって、低血圧と診断されることが多いようです。

✚高血圧は動脈硬化や心筋梗塞のリスクが高まる

私たちの体は、運動や環境の変化によって、常に血圧が上下しています。運動時は、体が酸素を必要とするため血圧が上がり、ストレスや感情の動揺などでも血圧は上昇します。

このように、一時的な血圧の上昇は誰にでもありますが、病気が原因で血圧が上がることがあります。なかでも問題なのは、生活習慣病としての高血圧です。**高血圧が続くと、血管にダメージを与え、血管の壁が固まって狭くなる「動脈硬化（どうみゃくこうか）」を起こしたり、心臓の血管が詰まって血液が流れなくなる「心筋梗塞（しんきんこうそく）」になることがあります。**高血圧の診断基準は、最高血圧が 140mmHg 以上、最低血圧が 90mmHg 以上とされています。

血圧は高くなったり、低くなったりする

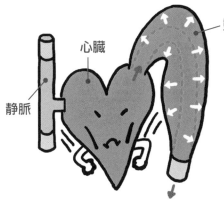

最高血圧
（収縮期血圧）

心臓が収縮して血液を送り込んでいるとき、動脈への圧力（血圧）は高くなる

くり返す

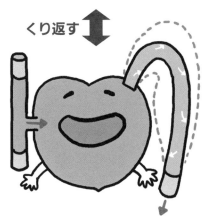

最低血圧
（拡張期血圧）

血液を取り込んで心臓が拡張しているとき、動脈への圧力（血圧）は低くなる

生活シーンによっても変わる血圧

血圧は、体を活発に動かしているときには高く、ゆっくり休ませているときには低くなる。

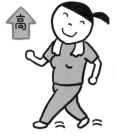

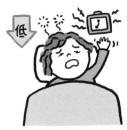

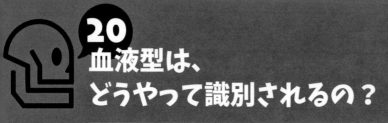
✚ 最もポピュラーな鑑別法はABO式

血液にはいくつもの分けかたがありますが、最も広く使われているのは、1900年にオーストリアで発見された「ABO式」と呼ばれる方法です。**血液をつくっている赤血球には表面にある「糖鎖」の構造に違いがあり、ABO式の血液型は、この糖鎖によって決まります。**

O型の人の糖鎖は「H型物質」と呼ばれます。「H」は「Human」のことです。血液型がA型の人の赤血球には、H型物質の末端にA型物質がついています。B型の人の赤血球には、「B型物質」がついています。AB型の人には「A型物質」と「B型物質」の両方がついています。

✚ O型の「O」は「ない」を意味する

A、Bときたら、O型ではなく、C型になりそうなものですが、O型になった理由は、**O型の人の糖鎖は「H型物質」のみで、「A型物質」も「B型物質」もついていないためです。**では、なぜ「O」なのでしょう。

これは、ドイツ語で「ない」を意味する「Ohne」の頭文字をとったとされています。O型の人は、基本形である「H型物質」のみを持つため、O型の血液は万能で、どの血液型の人にも輸血可能です。

しかし、多量の輸血では、凝血や溶血を起こすため、現在は緊急時を除き、ほかの血液型には輸血できない決まりになっています。

また、ABO式以外の代表的な血液型の分けかたに、Rh式があります。おもにに「プラス」と「マイナス」に分けられ、日本人は99.5%がRhプラスといわれています。

ＡＢＯ式鑑別での血液型の違い

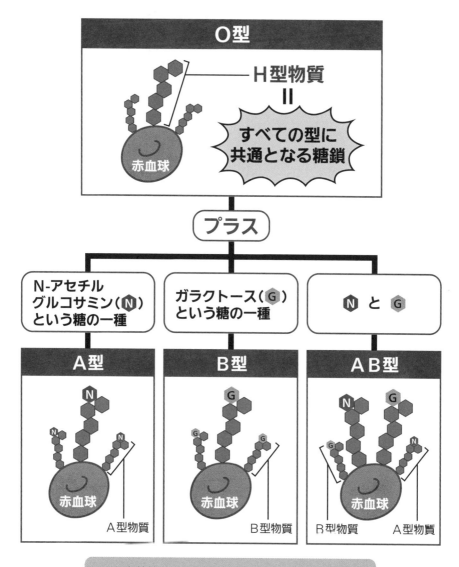

こうした糖鎖の型は、遺伝によって親から子に引き継がれる。日本では、Ａ型の人が最も多く、ＡＢ型が最も少ない。アメリカなど、Ｏ型の人が最も多い国もある。

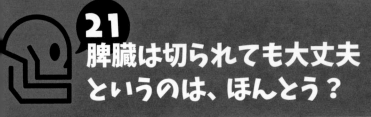

21 脾臓は切られても大丈夫というのは、ほんとう？

▶▶大丈夫だが、脾臓は健康に寄与している

✚走ったときに痛くなる左脇腹の臓器

体内には名前こそ知られているものの、役割についてはよく知られていない臓器がいくつかあります。その代表格が、脾臓（ひぞう）でしょう。

脾臓は左脇腹にあるソラマメの形をしたスポンジ状の柔らかい臓器で、長さは約10センチ。重さは約100〜150グラムです。

急に走ったときなどに左脇腹が痛くなることがありますが、その原因は、運動には多くの酸素が必要になるため、脾臓が筋肉などにたくさんの血液を送ろうと過剰に働いて、脾臓が縮むからという説があります。

✚古くなった赤血球を壊し、免疫系を担う役割

脾臓の内部は、赤脾随（せきひずい）と白脾随（はくひずい）という2つの組織があり、ほとんどが血液で占められています。

赤脾随は、古くなった赤血球を壊し、再利用できる成分を回収して、残り分を肝臓に送って処理させることが役目です。

白脾随は、白血球（はっけっきゅう）が働いて、感染に対する防御を担う免疫系（めんえき）の器官です。病原体と戦うための抗体（こうたい）をつくり、体の免疫力を向上させる役割があります。

しかし、**これらの役割は脾臓以外の臓器でも行なわれているので、病気や事故などが原因で、脾臓を摘出しても、多くの場合、すぐに困ることなく生活できます。**そのため、なくても生きられるのですが、近年では、脾臓にたくさん蓄えられている白血球の一種であるリンパ球は、心筋梗塞（しんきんこうそく）などで損傷を受けた心臓を回復させる効力を持つことがわかっています。

左脇腹にある脾臓の役割

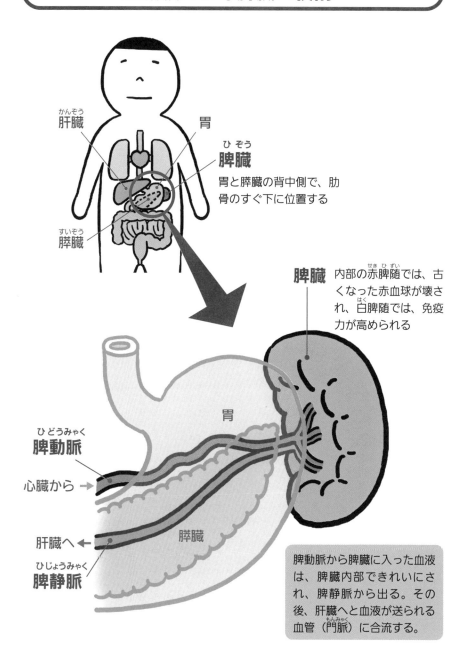

肝臓
かんぞう

胃

脾臓
ひ ぞう

胃と膵臓の背中側で、肋
骨のすぐ下に位置する

膵臓
すいぞう

脾臓　内部の赤脾随では、古
せき ひ ずい
くなった赤血球が壊さ
れ、白脾随では、免疫
はく
力が高められる

脾動脈
ひどうみゃく

心臓から →

胃

肝臓へ ←

脾静脈
ひじょうみゃく

膵臓

脾動脈から脾臓に入った血液
は、脾臓内部できれいにさ
れ、脾静脈から出る。その
後、肝臓へと血液が送られる
血管（門脈）に合流する。
もんみゃく

肉眼的な観察だけで
血液の循環を突き止めたハーヴィー

　ヴェサリウスが自分の手で人体解剖を行ない、その実証に基づいて1543年に『ファブリカ』を出版してからも、ガレノスの権威はなおも生き続けていました。

　心臓は、血液を送るポンプであり、押し出された血液が全身を循環すること（血液循環説）は、今でこそ誰もが知る常識です。

　しかし、当時の人々は、血液は、全身に張り巡らされた血管のなかを、潮が満ち引きするように行き来するというガレノスの説を信じていたのです。

　そして、血液循環に関しては、人体を自然のままに探求したヴェサリウスでさえも、ガレノス説を疑うには至っていませんでした。

　血液循環説の原理を発見したのは、イギリスの医師であるウィリアム・ハーヴィー（1578〜1657）です。

　当時のイギリスは、医学の後進国だったため、ハーヴィーはイタリアのパドヴァ大学に留学し、ヴェサリウスの孫弟子にあたるファブリチウスから解剖学を学びました。

　留学から戻ると、ハーヴィーは臨床医としての腕を上げ、パドヴァから戻って25年後の1628年、『心臓と血液の運動』という書物を出版。はじめて血液循環説を主張したのです。

　この本には図が少なく、ヴェサリウスの『ファブリカ』のような解剖図は用いられていません。ハーヴィーが生きていた時代には、顕微鏡が存在せず、動脈と静脈をつなぐ毛細血管の存在を、誰も目にすることはできていなかったのです。

　しかし、ハーヴィーは、『心臓と血液の運動』のなかで、心臓が血液を送り出すポンプであり、動脈は血液を全身に運び、静脈は心臓に向かって血液を戻す、弁が働いて血液は逆流しない、といった事実を、肉眼的な観察だけをもとに、徹底的に論証してみせたのです。

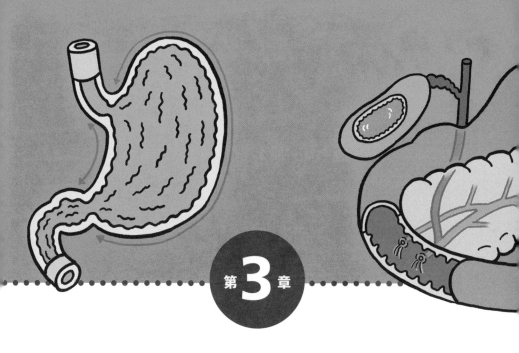

第 3 章

消化と吸収の謎

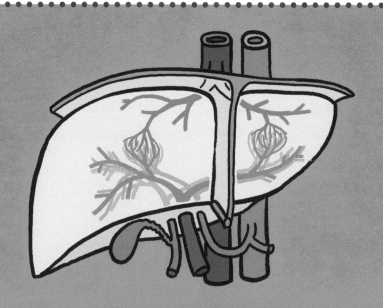

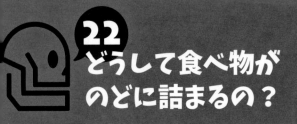

どうして食べ物が のどに詰まるの？

▶▶食道と気道の切り換えを失敗すると詰まる

＋動物の食道と気道は完全に分かれている

　急いで食事をすると、食べ物がのどに詰まることがありますが、ヒト以外の哺乳類にはありません。なぜなら、のどの構造が違うためです。

　ヒト以外の哺乳類ののどは、食べ物の通り道である食道と、空気の通り道である気道が完全に分かれ、立体交差になっています。鼻から取り入れた空気は喉頭に、口から取り入れた食べ物は食道に入るので、食べ物がスムーズに流れるのです。一方、ヒトは、のどの部分で食道と気道が一緒になっているため、交通整理をする必要があります。

＋ヒトが話せるのは切り換え式を採用したから

　のどには「軟口蓋」と「喉頭蓋」という2つのふたがついています。このふたを線路のレールを切り換えるように、開けたり、閉じたりして食べ物は食道へ、空気は気道へと振り分けています。

　たとえば、食べ物を飲み込むときは、軟口蓋と喉頭蓋が気道にふたをし、食道への通路を確保します。呼吸をするときは、喉頭蓋が持ち上がって気道の入口を開きます。

　この切り換え装置がうまく動かないと、食べ物が喉頭に引っかかって詰まったり、気管に入ってむせるなどのアクシデントが起きるのです。

　不便ですがメリットもあります。それは、声が出せることです。声を出すためには声帯を震わせて音波をつくりますが、その音波は、鼻ではなく口のなかで共鳴させないと声にはなりません。ヒトののどは切り換え式になったからこそ声が出せるようになり、言語も獲得できたのです。

食道と気道の切り替え

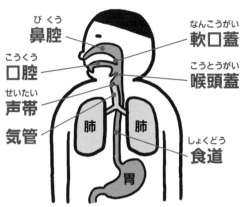

鼻腔（びくう）
軟口蓋（なんこうがい）
口腔（こうくう）
喉頭蓋（こうとうがい）
声帯（せいたい）
気管
肺　肺
食道（しょくどう）
胃

食道を確保する

食事でのみ込むときは、軟口蓋と喉頭蓋が気道を塞いで、食べ物が食道を通る。

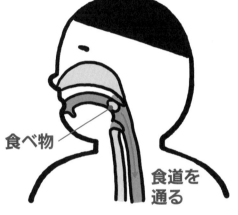

食べ物

食道を通る

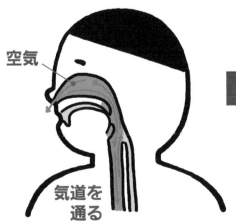

空気

気道を確保する

呼吸したり、話すときは、喉頭蓋が持ち上がって、空気が気道を通る。

気道を通る

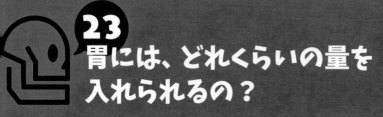

23

胃には、どれくらいの量を入れられるの？

▶▶胃の容量は成人でビール瓶2～3本分くらい

✚胃は食べ物を一時的に保管する貯蔵庫

　胃の役割を聞かれたら、多くの人は「食べ物を消化すること」と答えるかもしれませんが、実際には少し違います。胃の最も大事な役割は、食べた物を一時的に貯蔵することです。

　胃の容量は、成人で1.2リットルから1.6リットルくらい。ビール瓶で約2～3本分になります。1～2歳の赤ちゃんの場合、一度に食べられる量は0.5リットルくらいです。

　しかし、胃は最初からその大きさで食べ物を待っているのではありません。胃のなかが空のときには野球のボールと同じくらいのサイズしかなく、食事のあと、食べた量に合わせて大きくふくらみます。

　そして、ここに保存した食べ物を消毒・殺菌しながら少しずつ消化させていくことで、始終食事しなければいけない事態を避けているのです。

✚食べ物が通過する時間が長いと胃はもたれる

　胃の壁には、縦走筋、輪状筋、斜走筋の3つの筋肉が張り巡らされています。これらの筋肉が縦、横、斜めに伸び縮みすることで胃が動き、食べ物が消化する胃液と混ぜ合わさり、粥状に攪拌されます。1日に分泌される胃液の量は、約2リットルになります。

　食べ物が胃を通過する時間は、食べ物の種類によって異なり、通常2～4時間くらい。冷たい物、やわらかい物は速く、温かい物やかたい物、脂っこい物は遅くなります。こってりした物を食べると胃もたれを起こしやすいのは、胃を通過する時間が長いからです。

胃の構造と大きさ

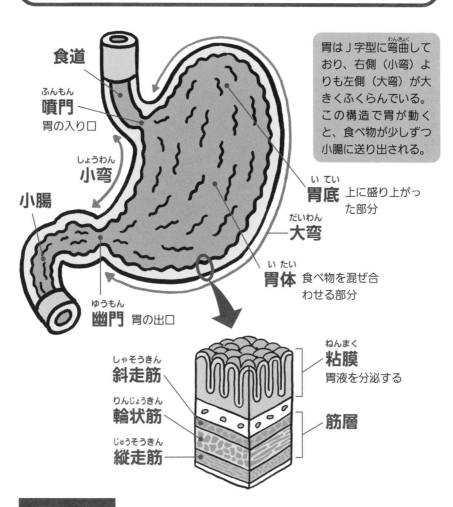

食道

噴門（ふんもん）
胃の入り口

小弯（しょうわん）

小腸

胃底（いてい） 上に盛り上がった部分

大弯（だいわん）

胃体（いたい） 食べ物を混ぜ合わせる部分

幽門（ゆうもん） 胃の出口

胃はＪ字型に弯曲（わんきょく）しており、右側（小弯）よりも左側（大弯）が大きくふくらんでいる。この構造で胃が動くと、食べ物が少しずつ小腸に送り出される。

斜走筋（しゃそうきん）

輪状筋（りんじょうきん）

縦走筋（じゅうそうきん）

粘膜（ねんまく）
胃液を分泌する

筋層

胃の容量

胃の容量は成長とともに大きくなり、生まれてから成人するまでに、2～3倍以上となる。

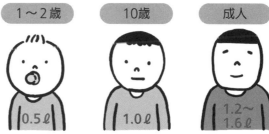

1～2歳	10歳	成人
0.5ℓ	1.0ℓ	1.2～1.6ℓ

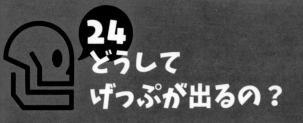

24

どうして
げっぷが出るの？

▶▶ 胃が内部の圧力を下げようとするため

✚ げっぷのもとは飲み込んだ空気

　ご飯を食べたあとなどに出てしまう、げっぷ。いったいどうして出るのでしょうか。その正体を知るには、食道に近い胃の上端部で、袋の形をした「胃底」がカギを握っています。

　ところで、胃の上の部分にあるのに、「胃底」と呼ぶのはおかしいように感じられますが、これはラテン語からきているためです。ラテン語の「底」には「奥」という意味があり、解剖で胃よりも下の部分から開腹すると、胃のなかでいちばん奥（底）に位置しているので「胃底」というわけなのです。

　胃底には空気やガスがたまりやすく、食べ物と一緒に飲み込んだ空気がたまります。また、げっぷは炭酸飲料を飲んだあとにもよく出ますが、炭酸ガスも胃底にたまります。

　こうしてたまった空気やガスが一定量に達し、胃のなかの圧力が高まると、圧力を下げようとして噴門が開きます。すると胃底にたまった気体が食道を上っていき、口から出ます。これがげっぷです。

✚ げっぷをガマンするとおならになる

　胃のガス抜きともいえるげっぷですが、では、げっぷをガマンするとどうなるのでしょうか。胃底にたまった空気やガスは、上方向への逃げ場を失い、やがて腸の方へ移動しておならになります。

　ちなみに、牛などの草食動物もよくげっぷをしますが、これにはメタンが含まれており、地球温暖化の原因の1つになるといわれています。

げっぷが出てくるしくみ

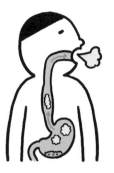

胃にたまりすぎたガスが胃を出て、食道を上り、口から出るのが、げっぷ。

横隔膜
おうかくまく

閉まった噴門
ふんもん

括約筋
かつやくきん

胃底
いてい

胃底にたまった空気や炭酸ガス

弁のようなはたらきをする括約筋が噴門を閉めており、空気やガスは食道に上がらない

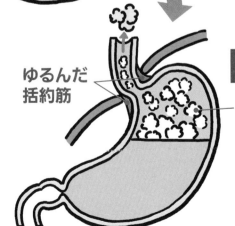

ゆるんだ括約筋

噴門が開く

一定量を超えた空気や炭酸ガス

括約筋が一時的にゆるみ、空気やガスが食道に上がる。胃内の圧力は下がる

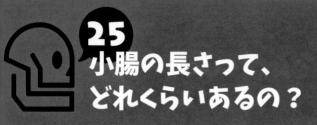

▶▶人体で最も長い臓器で、伸ばせば6～7メートル

✚ お腹でからまらないのは腸間膜のおかげ

小腸は「十二指腸」「空腸」「回腸」からなる消化器官です。十二指腸を除く小腸のうち、前半の4割が空腸、後半の6割が回腸で、回腸のほうがやや長くなっています。**小腸は、体内では縮んでいるので3メートルほどですが、縮みを伸ばせば長さは6～7メートルになります。**

これほどの長さがあっても、小腸がからまることなくお腹に収まって活動できるのは「腸間膜」のおかげです。腸間膜は小腸を包み、支えている薄い膜で、腹部の後壁からカーテンのようにぶら下がっています。腸間膜の裾にはひだがたっぷりあり、そこに包まれている小腸は6～7メートルもの長さがあっても十分に収まります。また、小腸がダラリとたれ下がることがないのも、腸間膜によって吊り上げられているからなのです。

✚ 小腸の主な役割は栄養素の消化吸収

小腸の役割は主に2つで、1つめは胃から送られてきた粥状の消化物をより細かく分解し、最終的な消化を行なうことです。小腸に届いた粥状の食べ物は、数時間かけて十二指腸から回腸の出口まで通過します。**この間に栄養素や水分の吸収が行なわれます。栄養素の吸収は、主に空腸で行なわれます。**

もう1つの小腸の役割は、水分を吸収してから、大腸に送ることです。水分は飲食物から摂ったものはもちろん、体内で分泌された唾液や胃液、胆汁なども吸収されます。こうして腸に入った水分の約8割は小腸で吸収され、残りは大腸で吸収されます。

長い長い消化の管「小腸」

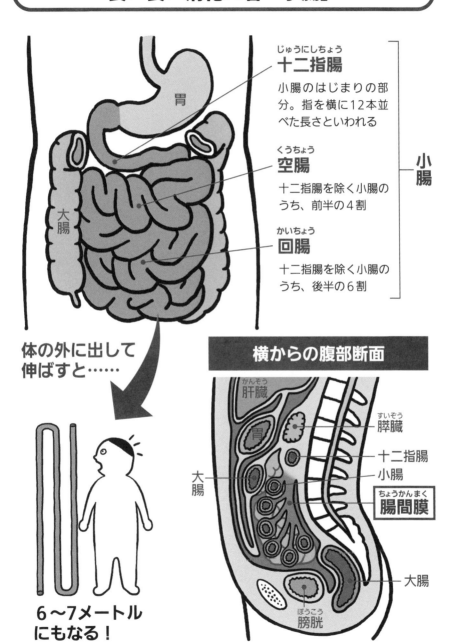

胃

大腸

じゅうにしちょう
十二指腸
小腸のはじまりの部分。指を横に12本並べた長さといわれる

くうちょう
空腸
十二指腸を除く小腸のうち、前半の4割

かいちょう
回腸
十二指腸を除く小腸のうち、後半の6割

小腸

体の外に出して伸ばすと……

6〜7メートルにもなる！

横からの腹部断面

かんぞう
肝臓

胃

すいぞう
膵臓

十二指腸

小腸

大腸

ちょうかんまく
腸間膜

大腸

ぼうこう
膀胱

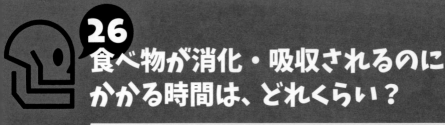

食べ物が消化・吸収されるのに
かかる時間は、どれくらい？

▶▶食べ物の消化と吸収の旅は約1日

✚消化の役割を担うのは口、胃、小腸

　食べたものを、器官のはたらきや消化液による化学反応によって、体に吸収しやすい形に分解することを消化といいます。ヒトが消化を行なうのは、食べ物に含まれる栄養素の成分（分子）が大きすぎると、吸収することができないためです。そして、**吸収できる状態や物質に変える（消化する）ために働いているのが、口や胃、小腸といった器官です。**

　食べ物は口に入り、歯で噛み砕かれたのち、唾液と混ざり、食道を通り、胃に向かいます。胃のなかで一時的にためられた食べ物は、胃液と消化液によって消毒・殺菌され、ドロドロの粥状になります。胃で粥状にされた食べ物は、体のなかで最も長い消化と吸収の親玉である小腸へと送られます。食べ物のなかの栄養分は小腸のはじまりである十二指腸で分解され、体に吸収されやすい形になります。

✚小腸で効率よく消化吸収され、大腸へ

　小腸で体内に吸収されやすくなるまで分解された栄養分は、小腸の内壁から栄養素が吸収されます。その内壁には多数のひだがあり、表面は絨毛という突起で覆われ、ビロード状になっています。突起の表面を加えると、その表面積はヒトの体表面積の5倍の広さになり、栄養の消化と吸収を効率的に行なっています。こうして栄養素が吸収された食べ物のかすは大腸へ入り、さらに水分が吸収され、最後に便となります。

　消化は、胃と小腸でそれぞれ約2〜4時間、大腸で約15時間かかり、合わせて約1日。消化されにくい食べ物では2日かかることもあります。

食べ物が辿る約1日間の消化の道のり

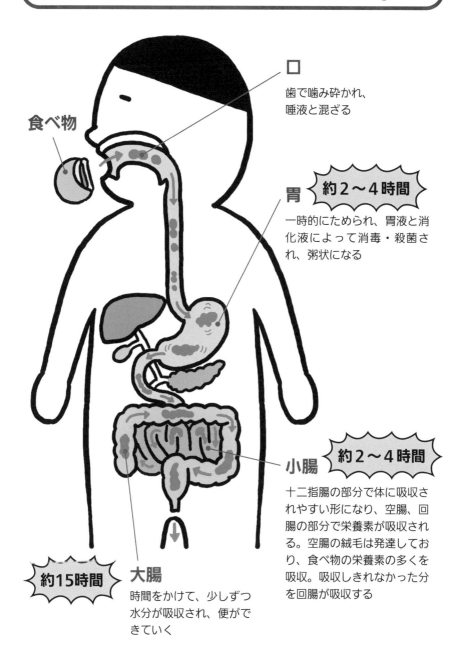

口
歯で噛み砕かれ、
唾液と混ざる

食べ物

胃　約2〜4時間
一時的にためられ、胃液と消
化液によって消毒・殺菌さ
れ、粥状になる

小腸　約2〜4時間
十二指腸の部分で体に吸収さ
れやすい形になり、空腸、回
腸の部分で栄養素が吸収され
る。空腸の絨毛は発達してお
り、食べ物の栄養素の多くを
吸収。吸収しきれなかった分
を回腸が吸収する

約15時間　大腸
時間をかけて、少しずつ
水分が吸収され、便がで
きていく

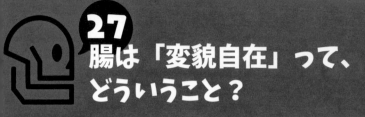

27 腸は「変貌自在」って、どういうこと？

＋腸を守っているのは腹筋などの筋肉

大腸は、食道から始まる消化管の最後となる部分で、盲腸、結腸、直腸 からなる長さ約 1.5 メートルの管です。

人体解剖図などでは、大腸が小腸を囲んできれいに収まっているように見えますが、実際の体内では、とても複雑に曲がりくねっていて、大腸と小腸の区別すらつきにくいほどです。加えて、その曲がりかたは人によっていろいろ。まさに「変貌自在」なのです。

なぜかというと、守られるように骨に囲まれているほかの多くの臓器と違い、お腹にある腸は骨に囲まれていないためです。

私たちが食べたものは、蠕動運動といって、食道から直腸までのリズミカルな筋肉の収縮の波によって、口側から肛門側に送られていきます。この運動は、かたい骨でお腹を囲んでしまうと、十分にできなくなるので、代わりにお腹の臓器は腹筋をはじめとする多くの筋肉で囲まれ、守られているのです。

＋大腸には消化する機能が備わっていない

大腸の役割は、小腸から送られてきた食べ物のかす（消化物）の水分を吸収し、かたい便にすることですが、じつは、その食べかすにはまだ若干、消化されずに残った栄養分が含まれています。

それにもかかわらず、大腸自体には消化能力を備えていません。代わりに、これを分解するのが大腸に住み着いている腸内細菌です。ヒトは、自分の力で消化できない物質を、腸内細菌に処理してもらっているのです。

腸は骨に囲まれていない

腸（大腸と小腸）は、肋骨と
骨盤の間のお腹に収まってお
り、骨に囲まれてはいない。

けっちょう
結腸
大腸の主要部分。上や
下、横、斜めにくねくね
と曲がっている

もうちょう
盲腸
大腸のはじまりの部分。
1日に約1.5リットルも
の消化物が小腸から入っ
てくる

大腸

ちょくちょう
直腸
大腸の末端部。結腸から
運ばれる食べ物のかす
（便）を一時貯蔵する

肋骨

小腸

背骨

骨盤

肛門
便を出す部分。
普段は閉じている

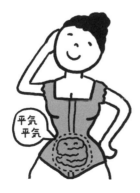

平気
平気

変貌自在の腸

お腹のくびれを強調する服装ができ
るのは、腸が骨の干渉を受けず、動
くことができるからだ。

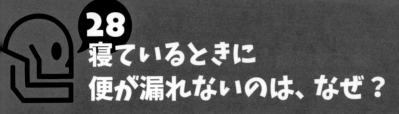

28 寝ているときに 便が漏れないのは、なぜ？

▶▶脳と肛門の括約筋が働いているから

✚外肛門括約筋は意思で開閉できる

　直腸とつながる肛門は、消化管のゴール地点にあたり、便を排泄するはたらきを担っています。肛門には、意思とは関係なく働く内肛門括約筋と、意思で開閉できる外肛門括約筋という 2 つの筋肉で守られています。便が無意識のうちに漏れることがないのは、この構造があるためです。

　直腸に便が送られ一定以上の内圧になると、その刺激が脊髄に伝わって排便反射が起こり、無意識に内肛門括約筋がゆるみ、便意を催します。それでも便が漏れず、トイレまでガマンできるのは、自分の意思で外肛門括約筋を締めているためです。また、寝ているときに便が漏れないのも、外肛門括約筋に脳から閉鎖の指令が出されているからです。

✚肛門周囲の病気「痔」には 4 つの種類がある

　肛門周辺の静脈には、逆流を防ぐ静脈弁がないため、肛門には静脈血がたまりやすくなっています。それが鬱血すると痔核になります。いわゆる「イボ痔」です。つまり、痔は血行不良のため起こる病気といえます。

　痔には 4 種類があり、肛門の内側にイボ痔ができるのが「内痔核」、外側にできるのが「外痔核」です。3 つめが、便秘などでかたい便が出るときに肛門の皮膚が切れてしまう「裂肛」（切れ痔）です。

　男性に多いのが 4 つめの「痔瘻」です。これは、肛門周囲の傷の治りが悪いまま傷がくり返されることによって、直腸と肛門周囲の皮膚をつなぐ 1 本のトンネルができてしまうものです。ストレスやアルコール摂取による下痢なども原因になるといわれています。

肛門の構造とはたらき

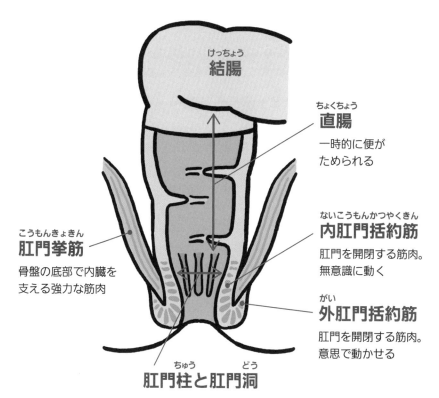

けっちょう
結腸

ちょくちょう
直腸
一時的に便が
ためられる

ないこうもんかつやくきん
内肛門括約筋
肛門を開閉する筋肉。
無意識に動く

こうもんきょきん
肛門挙筋
骨盤の底部で内臓を
支える強力な筋肉

がい
外肛門括約筋
肛門を開閉する筋肉。
意思で動かせる

ちゅう　　　どう
肛門柱と肛門洞
粘膜のひだで、括約筋とともに働き、
肛門を確実に締める役割をする

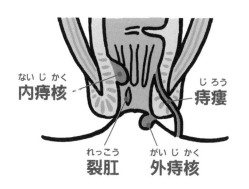

ないじかく
内痔核

じろう
痔瘻

れっこう
裂肛

がいじかく
外痔核

4つの痔

内痔核と外痔核は「イボ痔」、
裂肛は「切れ痔」と呼ばれる

肝臓には、
どんな役割があるの？

▶▶体内の物質の分解、合成、解毒、貯蔵など

✚アルコールや薬の分解・解毒も行なう

　肝臓は、人体のなかで最大の臓器で、重さは1～1.5キロ、長さは左右約25センチ、上下約15センチで、厚さは7センチほどにもなります。栄養素の変換や有害物質の分解など、さまざまな化学反応を行なう「肝細胞」からできています。

　肝臓には1分間に約1～1.8リットルの血液が流れ込み、肝細胞は、消化器が吸収した栄養分を体に適した成分に分解・合成したり、栄養分の貯蔵のほか、アルコールや薬など有害物質の解毒、老廃物を捨てる胆汁を1日に約1リットルも生産したりしています。1つの臓器で複数の仕事をこなしている生体内の化学工場ともいえる存在です。

✚ほかの臓器と違うのは再生能力が高い点

　なかでも最も大切な役目は、栄養分の化学処理を行なうことです。食事から摂った栄養素はそのまま体内で使えるわけではなく、腸内で単糖類に分解したあと、肝臓に送られます。肝臓ではこれをブドウ糖というエネルギーにつくりかえ、血液中に放出して、全身に供給しています。

　また、肝臓には、余分なブドウ糖をグリコーゲン（単糖類の集合体）に変えて、肝臓に蓄える貯蔵庫としてのはたらきもあります。グリコーゲンは必要に応じてブドウ糖に戻され、全身の細胞に届けられます。

　また、肝臓は、きわめて高い再生能力を持ちます。手術で肝臓の4分の3を切除しても、残りの肝臓が健康であれば、1カ月もしないうちに元の大きさに戻るといわれ、再生する機能を持つ唯一の臓器です。

大量の血液が出入りする肝臓

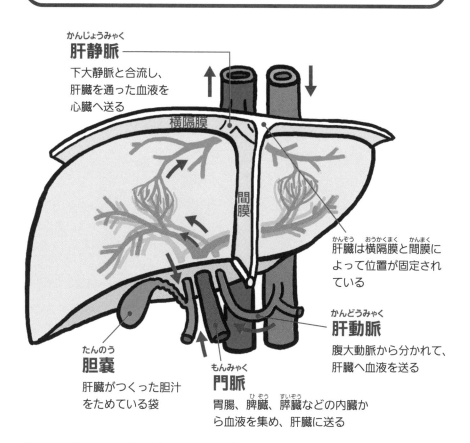

肝静脈（かんじょうみゃく）
下大静脈と合流し、肝臓を通った血液を心臓へ送る

横隔膜

間膜

肝臓は横隔膜（おうかくまく）と間膜（かんまく）によって位置が固定されている

肝動脈（かんどうみゃく）
腹大動脈から分かれて、肝臓へ血液を送る

胆嚢（たんのう）
肝臓がつくった胆汁をためている袋

門脈（もんみゃく）
胃腸、脾臓（ひぞう）、膵臓（すいぞう）などの内臓から血液を集め、肝臓に送る

肝臓の主なはたらき

分解、合成	吸収した栄養素を体にあった成分に変える
解毒	体内の有害物質を分解
胆汁の排泄	体内の老廃物を胆汁のなかに捨てる。胆汁は消化を助ける
貯蔵	栄養素をつくり、一時的にためる

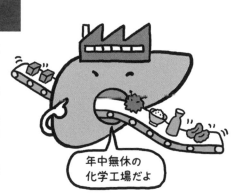

年中無休の化学工場だよ

69

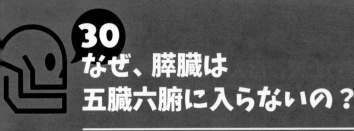

30 なぜ、膵臓は 五臓六腑に入らないの？

▶▶体の奥にあって存在感が薄かったから

✛ 見つかりにくくて忘れられた膵臓

　おいしい料理や、酒を味わい、生き返ったような気持ちになったとき、「五臓六腑にしみわたる」と言ったりします。この言葉は中国伝統医学からきているもので、五臓とは肝臓、心臓、脾臓、肺、腎臓のこと。そして、六腑とは、大腸、小腸、胆嚢、胃、膀胱、三焦（実体不明）を指しています。現代医学では、臓器として「膵臓」があり、六臓ということになりますが、なぜ、膵臓は五臓六腑に含まれなかったのでしょうか。

　膵臓は、胃の後ろ側の体の奥まったところ、胃と背骨の間に挟まれるように位置する（61ページの下図参照）ため、古くはその存在を知られていなかったとされています。こうしたこともあり、「忘れられた臓器」と呼ばれてしまうこともあるのです。

✛ 消化と血糖値コントロールの重要な機能を持つ

　五臓六腑からは外れてしまった膵臓ですが、２つの大事な役割があります。１つは、デンプンやタンパク質、脂肪などの物質の消化を助ける消化酵素を含んだ膵液をつくり、小腸へ分泌すること。そして、もう１つは血中のブドウ糖値である血糖値をコントロールすることです。

　膵臓にあるランゲルハンス島という器官の細胞からは、糖代謝に必要なインスリンやグルカゴンなどのホルモンが分泌されています。膵臓からインスリンが分泌されると、そのはたらきによってブドウ糖がエネルギーとして利用されます。一方のグルカゴンは、血糖値が下がったときに働いて、血糖値を上昇させます。

膵臓は体の深部に位置する

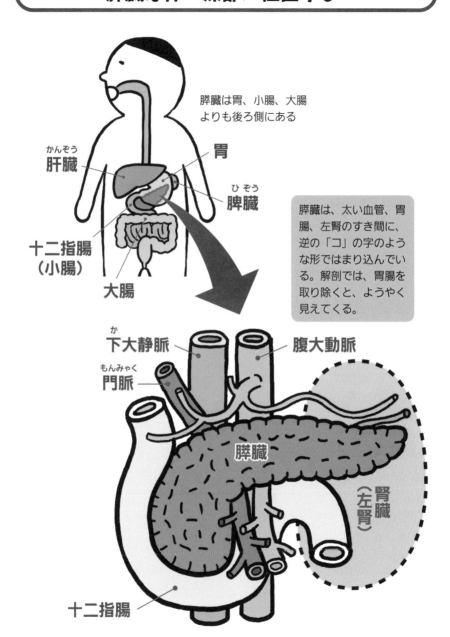

膵臓は胃、小腸、大腸よりも後ろ側にある

肝臓 (かんぞう)

胃

脾臓 (ひぞう)

十二指腸 (小腸)

大腸

膵臓は、太い血管、胃腸、左腎のすき間に、逆の「コ」の字のような形ではまり込んでいる。解剖では、胃腸を取り除くと、ようやく見えてくる。

下大静脈 (か)

門脈 (もんみゃく)

腹大動脈

膵臓

腎臓（左腎）

十二指腸

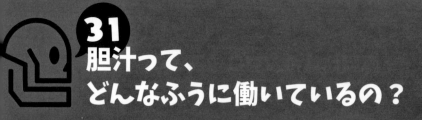

31 胆汁って、どんなふうに働いているの？

▶▶十二指腸に流れ込んで消化を助けるなど

＋肝臓でつくられる黄褐色の液体が胆汁

肝臓と十二指腸をつなぐ胆管の途中には、袋状の臓器があります。**これが胆嚢で、長さは7〜10センチ、容積は40〜70ミリリットルほどです。このなかには、消化の際に使われる胆汁が入っています。**

胆汁には、コレステロールや古くなった赤血球を壊したときに出るビリルビリンという色素が含まれていて黄褐色をしています。ちなみに、便の色はこのビリルビリンに由来します。胆汁酸は脂質の消化を助けます。

＋胆汁を一時的に貯蔵し、その間に胆汁を凝縮

肝臓でつくられた胆汁は、胆管を通って胆嚢にたまり、蓄えられているうちに水分を吸い取られ、濃くなります。そして、食べ物が十二指腸に入ると、その刺激で、小腸から消化管ホルモンが分泌され、これを合図に、胆汁を出そうと胆嚢が動き始めます。

胆嚢は胆汁を送り出すため、筋肉を収縮させます。**すると、同時に膵臓からは膵液の分泌が促され、胆汁と膵液の2つが十二指腸に注がれます。そして、食べ物の脂肪分が分解されます。**脂質が多い食事を摂ると、胆嚢からは胆汁が大量に分泌されます。

胆汁の成分が、何らかの原因で固まってできた結石が「胆石」で、腹痛を起こす原因になるなど、体に悪さをする場合があります。日本人では、胆石の主成分がコレステロールの「コレステロール結石」が多いといわれています。これを予防するには、規則正しい食生活をしたり、コレステロールや脂肪分の高い食事を控えるなどの対策が有効とされています。

十二指腸に流れ出る胆汁と膵液

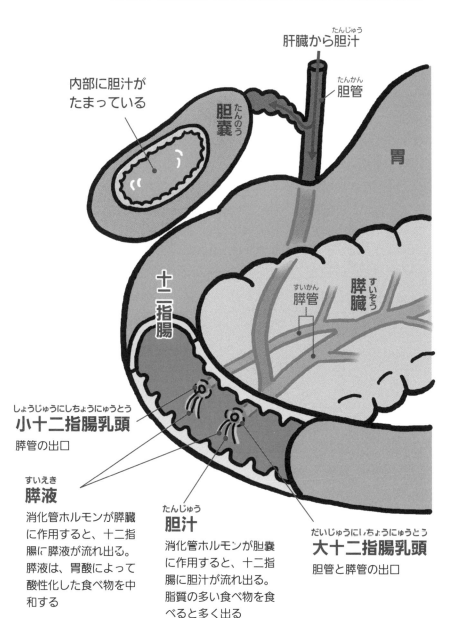

肝臓から胆汁

たんじゅう

内部に胆汁が
たまっている

胆管

たんかん

胆嚢

たんのう

胃

十二指腸

膵管

すいかん

膵臓

すいぞう

小十二指腸乳頭

しょうじゅうにしちょうにゅうとう

膵管の出口

膵液

すいえき

消化管ホルモンが膵臓
に作用すると、十二指
腸に膵液が流れ出る。
膵液は、胃酸によって
酸性化した食べ物を中
和する

胆汁

たんじゅう

消化管ホルモンが胆嚢
に作用すると、十二指
腸に胆汁が流れ出る。
脂質の多い食べ物を食
べると多く出る

大十二指腸乳頭

だいじゅうにしちょうにゅうとう

胆管と膵管の出口

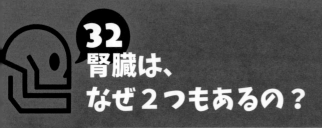

32 腎臓は、なぜ2つもあるの？

▶▶片方を失っても大事な仕事を続けるため

＋腎臓は1つになっても十分に機能する

ヒトの体には、浄水器のように働いて、血液をきれいに保つ臓器があります。それが左右に一対ある腎臓（じんぞう）です。

腎臓は、背骨の両側で腹腔（ふくくう）の奥の壁の脂肪のなかに埋まっています。そして、左の腎臓のほうが高く、右の腎臓はやや低い位置にあります。その理由は右にある肝臓に邪魔されて下がっているためです。

腎臓は、血液中の水分を健康に保つという生命維持にとって大変重要な役目を果たすため、余力を持たせて2つあり、病気などで片方を失っても、もう1つだけで十分に機能するようになっています。肺が2つあるのも同じ理由と考えられます。

＋ろ過された尿のもとの99％は再吸収される

腎臓にはネフロンという特殊な管が集まっており、ネフロンは流れ込んでくる血液に含まれる余分な水分や塩分、老廃物を濾し取る作業を行ない、取り除いたそれらを尿として排出します。つまり、尿のもとは血液ということなのです。

腎臓には、左右合わせて1分間に約1リットル、1日あたりでは約1.5トンもの血液が送られています。ネフロンでろ過された血液が尿のもと（原尿（げんにょう））で、その量は1日に約160リットルですが、実は、最終的には約1％の1.5リットル程度しか尿にはなりません。99％の原尿のなかの水分や糖、塩分、カルシウム、ビタミンといった成分は、ネフロンで再吸収され、血液中に戻っていくためです。

腎臓の位置関係とはたらき

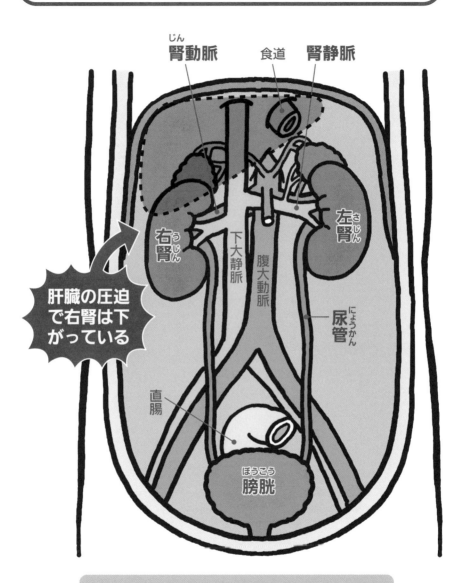

心臓からの血液が、腎動脈を通って腎臓に入り、再吸収とろ過が行なわれる。きれいになった血液は腎静脈に入って心臓に戻る。余分な成分は尿となり、尿管を通って排泄される。

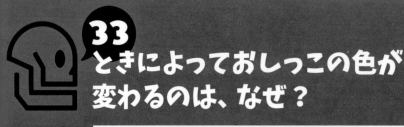

33

ときによっておしっこの色が
変わるのは、なぜ？

▶▶**体内の塩分濃度のバランスによって色が変わる**

✚ 体液量を一定に保つことも腎臓の役割

　暑い日に運動などをして大量の汗をかいたりすると、いつもより色の濃い尿が出ます。尿の濃さがときによって変わるのは、なぜでしょうか。

　腎臓には、尿の量と成分を調節して、体液の量と成分を一定量に保つという大切な役割があります。

　呼吸をするのも、血液を循環させるのも、全身の細胞を動かすのも、体液の質や量が一定であることが必要です。それが崩れると細胞は動けなくなり、死んでしまいます。体液の量は、循環する血液の量に関わっていて、多すぎると高血圧になり、少なすぎると循環が滞ります。

✚ 尿の色で病気がわかることもある

　腎臓のはたらきのうち、とくに重要なのは、体内の水分と塩分のバランスを保つことです。たとえば、汗をかいていないのにたくさんの飲み物を飲み、体内に水分が多くなりすぎると、塩分濃度が下がります。そのため、余分な水分を多く含んだ薄い尿を外に出し、塩分濃度を元に戻します。

　一方、汗をたくさんかいたり、水分補給が足りないときは、体内の水分が減り、塩分濃度が上がります。そのため、塩分を多く含み、水分の少ない濃い色の尿を出すことで、バランスを保つのです。この場合は濃い黄色の尿が出てきます。

　病気が原因で色が変わる場合もあります。腎臓や膀胱（ぼうこう）に病気がある場合は白く濁（にご）った尿や、血が混ざった赤い尿が出ることがあります。また、濃い緑の尿が出るときは、肝臓にトラブルがある可能性が考えられます。

腎臓が体内の塩分濃度を一定に保つしくみ

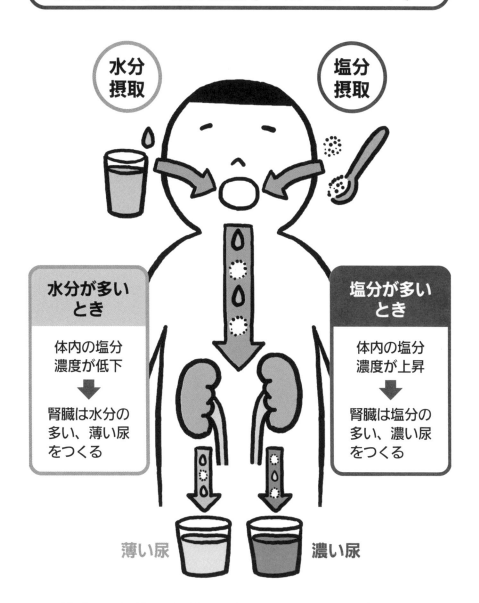

水分
摂取

塩分
摂取

**水分が多い
とき**

体内の塩分
濃度が低下

↓

腎臓は水分の
多い、薄い尿
をつくる

**塩分が多い
とき**

体内の塩分
濃度が上昇

↓

腎臓は塩分の
多い、濃い尿
をつくる

薄い尿

濃い尿

体内の水分・塩分のバランスで濃さが変わる

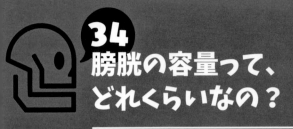

34

膀胱の容量って、どれくらいなの？

▶▶成人男性の場合は最大600ミリリットル程度

➕男性と女性では膀胱の容量が違う

　ヒトの臓器には風船のように伸びて大きくなるものがいくつかあり、その1つが膀胱です。膀胱は筋肉でできた袋状の器官で、尿が入っていないときは、高さ3〜4センチほど。上部はつぶれた形をしています。

　尿がたまると直径10センチ程度の球形にふくらみ、尿の量が袋の半分くらいまでたまると尿意を感じます。膀胱が空のとき、壁となっている筋肉の厚みは10〜15ミリ程度ですが、尿がいっぱいになると壁は引き伸ばされ、わずか3ミリほどにまで薄くなります。

　内容量の限界は男性で500〜600ミリリットルほど。女性は膀胱の上に子宮があるため、450ミリリットルくらいが限界とされています。

➕尿道の長さも違い、病気のリスクが異なる

　男性と女性とでは、尿道の長さも異なり、尿道が短い女性のほうが、尿意をガマンするのが難しい構造になっています。

　男性の尿道は、射精のときに精液の通り道も兼ねます。精巣（114ページ参照）でつくられた精子は、前立腺の内側から尿道に入った後、陰茎のなかを通って射精されるため、尿道は長くて曲がっています。

　これに対し、女性の尿道は尿を出すためだけの通路で、短くてまっすぐです。そのため尿道の出口から細菌が入り込みやすく、膀胱炎や尿漏れを起こしやすいといわれます。

　一方、男性は加齢とともに前立腺が肥大し、尿道が細くなって尿の通りが悪くなりやすいといわれます。

膀胱と尿道の構造とはたらき

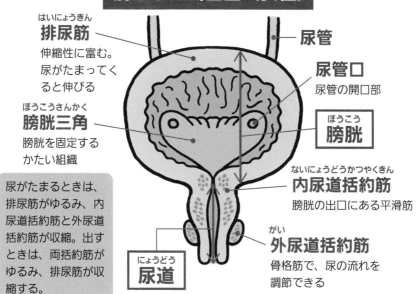

前からの断面図（女性）

はいにょうきん
排尿筋
伸縮性に富む。
尿がたまってく
ると伸びる

尿管

尿管口
尿管の開口部

ほうこうさんかく
膀胱三角
膀胱を固定する
かたい組織

ほうこう
膀胱

尿がたまるときは、
排尿筋がゆるみ、内
尿道括約筋と外尿道
括約筋が収縮。出す
ときは、両括約筋が
ゆるみ、排尿筋が収
縮する。

ないにょうどうかつやくきん
内尿道括約筋
膀胱の出口にある平滑筋

がい
外尿道括約筋
骨格筋で、尿の流れを
調節できる

にょうどう
尿道

横からの断面図

男性

ぜんりつせん
前立腺

いんけい
陰茎

女性

膀胱

内尿道括約筋

外尿道括約筋

尿道

ちつ
膣

男性の尿道はカーブし、
16〜20センチ程度。

女性の尿道は短く、
4センチほどしかない。

細胞は生物を構成する最小単位
シュライデンとシュワンの「細胞説」

　肉眼で見ることができなかった、生物体の微少な世界を目にすることができるようになったのは、顕微鏡の技術が大きく貢献しています。

　顕微鏡は 16 世紀末に発明され、19 世紀になって徐々に進歩し、1850 年以降には飛躍的な発展を遂げます。その背景には、顕微鏡を使って研究すれば、ヒトや動物の体のなかに意味のある構造を見つけ出すことができるはずだという、学者たちの大きな期待があったのです。

　顕微鏡を使って、生命の最小単位である細胞を描き、その図を最初に世に示したのは、17 世紀後半に活躍したイギリスの自然哲学者・物理学者のロバート・フック（1635 ～ 1703）です。

　フックはワインのコルクを薄くスライスし、その断面を顕微鏡で観察し、小さな部屋が多数あるのを発見。これを cell（小部屋の意味）と名付けました。この言葉は、英語で細胞を意味する「cell（＝セル）」のもと

になっています。

　その後、細胞が植物組織内の単なる空間ではなく、生命の単位であることが明らかになったのは、19 世紀のことでした。

　顕微鏡を用いた研究技術の発展をもとに、解剖学を変革する発見となった 1 つが、ドイツのマティアス・ヤコブ・シュライデン（1804 ～ 1881）と、テオドール・シュワン（1810 ～ 1882）による細胞説です。

　植物学者のシュライデンは、1838 年に植物体の基本構成単位が「細胞」であるという考えを示しました。その翌年、解剖学者のシュワンが動物組織についても同じことを主張し、動物も含めた細胞説として完成させたのです。

　細胞が増殖する機構に関するシュライデンとシュワンの説は、のちに訂正されましたが、彼らが唱えた細胞説は、生物体内に細胞という自立的な生命単位を認める大発見となりました。

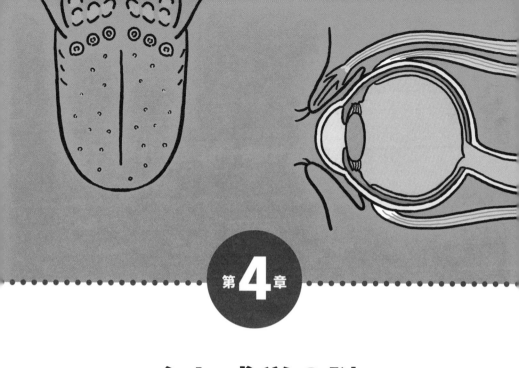

第 4 章

心と感覚の謎

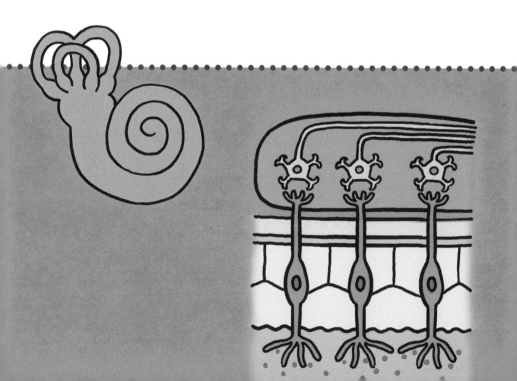

35 脳はどうやって 情報のやりとりをしているの？

▶▶神経細胞たちが電気信号を発してやりとりしている

✚ 脳は臓器でいちばんの大食い選手

脳は、思考や感情を司るとともに、目や耳、鼻、口、全身の皮膚といった体内のさまざまな器官を総合的にコントロールし、生命を維持する大切な役目を担っています。

脳の重量は約 1.2 〜 1.5 キロで、体重の 2 〜 3 ％ほどですが、食事で摂取したカロリーの約 20 ％を消費しているといわれています。脳は起きているときはもちろん、寝ている間もエネルギーを使い続け、情報の処理や運動の指令など高度なことをしています。しかも、ほかの臓器と違って、ブドウ糖しか受け付けず、エネルギーをためておけません。そのため、**ほかのどんな臓器よりも大食いで、血液中のブドウ糖が不足すると機能が低下してしまうのです。**疲れると甘い物が欲しくなるのは、そのためです。

✚ 電気信号と神経伝達物質が感覚情報を伝える

ヒトの脳には全体で 1000 億を超える神経細胞があるといわれ、脳と全身の神経はそれぞれの細胞が電気信号をやりとりして情報を伝えあっています。この信号を隣の神経細胞に伝える部分を「シナプス」といい、電気信号がシナプスまで伝わると、**神経伝達物質と呼ばれる化学物質が出て、次の神経細胞に刺激が伝達されます。これをくり返すことで、皮膚や感覚器で得た刺激が感覚情報として脳に伝わるというしくみです。**

また、一部の神経細胞にはところどころに絶縁性を持つ被膜がついていて、その部分をショートカットすることで、電気信号が伝わるスピードを速くしています。

電気信号による情報の伝達

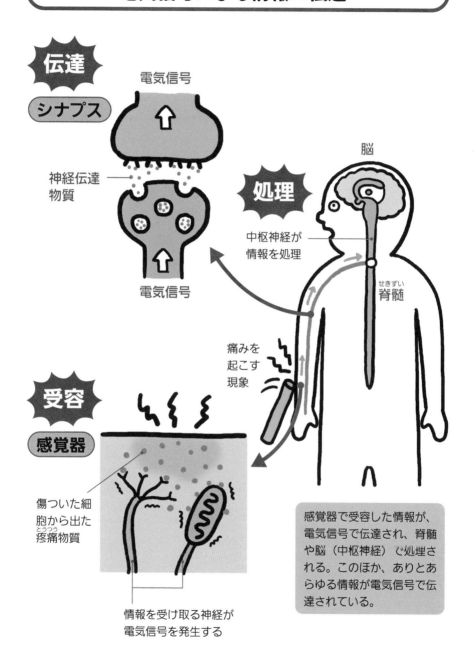

伝達

シナプス

電気信号

神経伝達
物質

電気信号

処理

脳

中枢神経が
情報を処理

せきずい
脊髄

痛みを
起こす
現象

受容

感覚器

傷ついた細
胞から出た
とうつう
疼痛物質

情報を受け取る神経が
電気信号を発生する

感覚器で受容した情報が、電気信号で伝達され、脊髄や脳（中枢神経）で処理される。このほか、ありとあらゆる情報が電気信号で伝達されている。

手触りとか、熱さとか…
皮膚は何を感じているの？

▶▶皮膚は異なる5つの感覚を感じ分けられる

✚熱すぎても、冷たすぎても、痛く感じる

　皮膚は人体で最も大きな感覚器で、その面積は成人でたたみ1畳分になります。皮膚は全身を包む丈夫な皮であると同時に、5つの感覚を感じる6つのセンサーが備わっています。センサーとは、皮膚のなかにある神経の先についている小体という感覚器や自由神経終末です。

　5つの感覚とは、皮膚が物に触れた感覚である「触覚」、圧力を感じる「圧覚」、痛みを感じる「痛覚」、温かさを感じる「温覚」、冷たさを感じる「冷覚」です。

　なかでもおもしろいのは、温覚と冷覚は16～40度くらいでよく働きますが、それ以外の温度になると危険を感じて痛覚が反応し、痛みを感じることです。ヒトが温度を感じるのは意外と狭い範囲というわけです。これは一種の防御反応で、熱すぎるお湯に触れると「痛み」を感じて、それから素早く逃れることで、身を守っているのです。

✚部位によって敏感さと鈍感さが生じている

　そうはいっても、体を守るために敏感であればいいというものでもありません。たとえば、指先があまりにも敏感だと、物に触れるのが不快になってしまうからです。感覚の敏感さは体の部位によって、大きな違いがあります。「少し離れた2点の刺激をそれぞれ別の刺激と判別できるか」という代表的な測定法で比較すると、最も敏感なのは手の指先や唇、鼻、頬です。次に足の指や足裏の順になります。一方、最も鈍感なグループはお腹、胸、背中、腕、足になります。

皮膚のなかに備わっている感じるセンサー

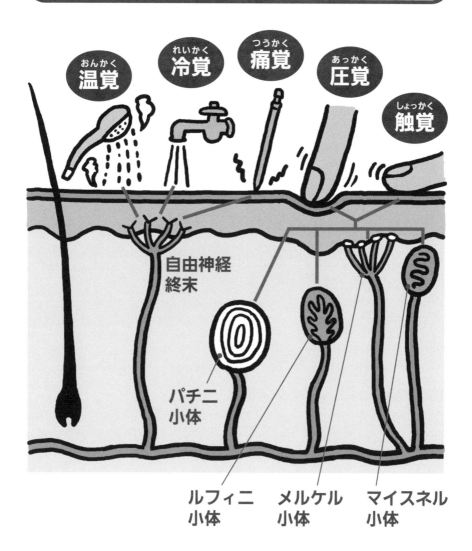

温覚（おんかく）
冷覚（れいかく）
痛覚（つうかく）
圧覚（あっかく）
触覚（しょっかく）

自由神経終末

パチニ小体

ルフィニ小体

メルケル小体

マイスネル小体

それぞれのセンサーのなかで、自由神経終末は痛覚・温覚・冷覚を、パチニ小体・ルフィニ小体・メルケル小体・マイスネル小体は触覚や圧覚などを感じている。

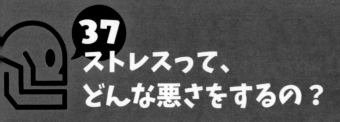

37 ストレスって、どんな悪さをするの？

▶▶脳を刺激し、そこからさらに自律神経を乱す

＋強いストレスで身体症状が表れる

厳しい暑さや寒さ、つらい労働、人間関係の悩みを抱え続けて眠れないなど、過剰な刺激（強いストレス）を心身に受けたとき、それに対応しようとして表れる変化が、ストレス反応です。

この分野の最近の研究では、ストレスを受けると脳の前頭前野という脳の最高中枢が影響を受けることがわかってきています。**ストレスが強すぎると脳がうまく働かなくなり、その影響で体の状態を制御している自律神経のバランスが乱れ、身体症状として変化が表れると考えられます。**

強いストレスを受けたときに起こる代表的な症状は、目の疲れ、胃腸の不調、不眠、頻尿、慢性的な疲労感など。長期間、ストレスが続いたときは大きな病気を引き起こすこともあります。

＋好きなことをしてストレス解消

ストレスの感じかたは、人それぞれで、同じようなストレスを受けても、真面目な性格の人ほど敏感に感じてしまいます。反対にストレスに強い人は、気分転換がうまいといわれています。ストレスを軽減するには、自分の好きなことをして気分を変えることが有効です。

たとえば、音楽を聴くと楽しい気持ちになるのは、アルファ波と呼ばれる脳波の１つが発生するため。**アルファ波はリラックスしたり、集中力が高まったりしたとき、あるいは、鳥の鳴き声や川のせせらぎなど、心地よい音を聞いたときに出ることがわかっています。**アルファ波が出る状態をつくることも、ストレス解消の１つになります。

ストレスで崩れる自律神経のバランス

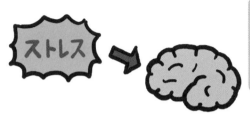

体の各器官の活動は、自律神経（交感神経と副交感神経）によって制御されており、ストレスは主に交感神経を活性化させる。

《交感神経》　《副交感神経》

こちら側ばかりが活性化する

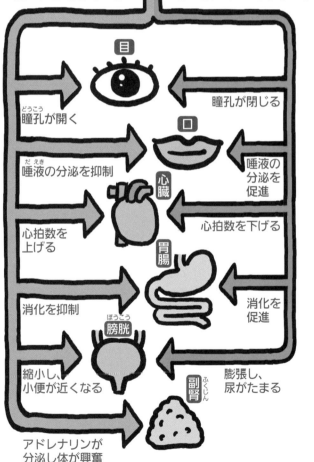

目

瞳孔が開く（どうこう）

瞳孔が閉じる

口

唾液の分泌を抑制（だえき）

唾液の分泌を促進

心臓

心拍数を上げる

心拍数を下げる

胃腸

消化を抑制

消化を促進

膀胱（ぼうこう）

縮小し、小便が近くなる

膨張し、尿がたまる

副腎（ふくじん）

アドレナリンが分泌し体が興奮

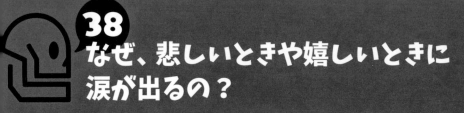

38

なぜ、悲しいときや嬉しいときに涙が出るの？

▶▶涙には心を落ち着かせる力があるとされる

✛ 泣くと少し気持ちがすっきりする

　私たちは悲しいときやくやしいとき、そして、とても嬉しいときにも涙を流すことがあります。なぜ涙が出るのか、その理由は、はっきりとはわかっていません。

　しかし、こうした感情的な涙は自律神経のうち、リラックスしているときや寝ているときに優位になる副交感神経のはたらきによって、コントロールされることがわかっています。そのため、気持ちが激しく揺れ動くようなとき、気持ちを落ち着かせるために副交感神経が働いて、涙が流れると考えられています。

　思いっきり泣くと、少し気持ちがすっきりするように感じるのはこのためではないかと考えられます。

✛ 涙は目の表面を守る役割もある

　涙はまぶたの内側で、目の上のほうにある「涙腺」でつくられ、普段から少しずつ目の表面を流れています。その役目は、目を守るためで、目の表面についたゴミやほこりを洗い流したり、目が乾かないようにしています。目にゴミが入ったときに涙が流れるのも、ゴミを洗い流して、目を守るためなのです。

　また、あくびをしたときにも涙が出ることがありますが、これは目を守るためとは違います。目の表面を流れた涙は鼻の横にある「涙嚢」にたまり、少しずつ鼻に流れますが、あくびで口を大きく開け、顔全体を動かすと涙嚢が押され、たまっていた涙が外にこぼれるためです。

涙の流れかた

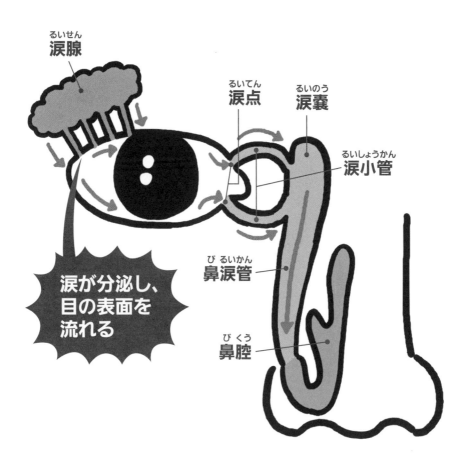

るいせん
涙腺

るいてん
涙点

るいのう
涙囊

るいしょうかん
涙小管

び るいかん
鼻涙管

び くう
鼻腔

涙が分泌し、目の表面を流れる

涙は、涙腺から分泌され、目の表面を流れて涙点、涙小管を経て涙囊にためられる。それが重力で少しずつ鼻涙管を流れていき、鼻腔に入る。たくさん涙を流して泣いたとき、いっしょに鼻水も出てくるのは、こうした目と鼻のつながりがあるためだ。

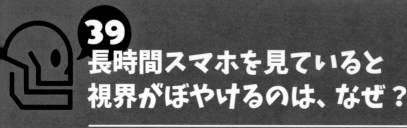

39

長時間スマホを見ていると視界がぼやけるのは、なぜ？

▶▶**毛様体筋が疲れてピント調節できなくなるから**

✚ レンズの役割を担当しているのは水晶体

目には「水晶体」というレンズのような器官があり、ものを見るために水晶体が「網膜」の上に光が集まるよう、厚みを変えることでピントを調節しています。水晶体は、「毛様体筋」という筋肉につながっていて、遠くのものを見るときは毛様体筋がゆるみ、水晶体を薄くします。これによって光の屈折を小さくし、ピントを合わせています。

反対に、近くのものを見るときは、毛様体筋が収縮し、水晶体を厚くして、光の屈折を大きくすることでピントを合わせています。

ところが、長い時間、スマホやパソコンの画面を見たり、本を読んでいると、毛様体筋はピントを合わせるためにずっと緊張を続けます。すると、疲労によってピントの調節ができなくなり、視界がぼやけてしまいます。これが、「眼精疲労」といわれるものです。視界がぼやけたときは、目が疲れたサインなので、休憩をとりましょう。

✚ 目には手ぶれ防止機能が備わっている

目は、眼球を上下左右に動かす6つの筋肉がついているため、好きな方向に動かして、ものを見ることができます。たとえば、電車のなかで、顔を正面に向けたまま目だけを動かし、隣の人が読んでいる漫画をのぞくことができるのは、そのためです。

なぜ、6つも筋肉が必要かというと、頭や体が動いても視点を一定に保ち、見えている画像が動かないようにするためなのです。

つまり、目には「手ぶれ防止機能」がついているというわけです。

目に備わったレンズ調節機能

外界の光を水晶体が集め、網膜のスクリーンに映す。映った像を、視神経が電気信号に変えて脳に送ると視界が認識される。

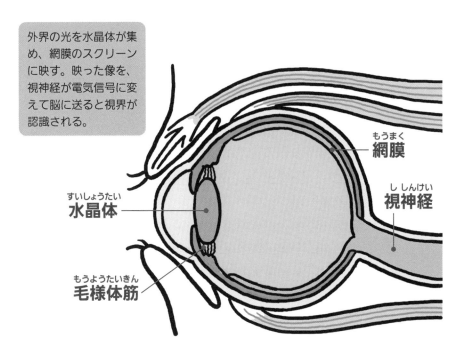

網膜 もうまく

視神経 ししんけい

水晶体 すいしょうたい

毛様体筋 もうようたいきん

眼精疲労

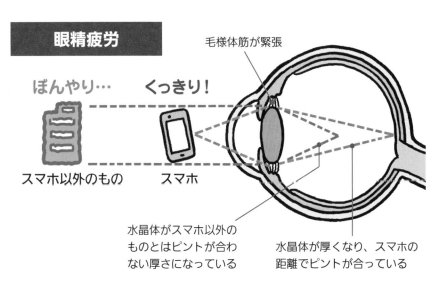

ぼんやり…　くっきり！

毛様体筋が緊張

スマホ以外のもの　　スマホ

水晶体がスマホ以外のものとはピントが合わない厚さになっている

水晶体が厚くなり、スマホの距離でピントが合っている

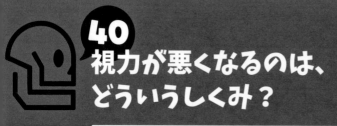

40
視力が悪くなるのは、
どういうしくみ？

▶▶眼球が変化してピント調節が困難になっている

✚ 眼球の形が原因で近視や遠視になる

　ものを見るとき、水晶体が目に入った光を曲げて、見たものが網膜のスクリーンにきれいに表示されるようピントを調整しています。網膜にピントが合っている状態を正視といい、合わなくなると近視や遠視になってしまいます。

　原因の1つは、眼球そのものの形です。たとえば、**遠くのものが見えにくい近視は、眼球の形が前後に長くなり、水晶体と網膜の距離が遠くなっています。**反対に、眼球の形が前後に短くなり、水晶体と網膜の距離が近くなると、近くのものが見えにくい遠視になります。

　もう1つの原因は、毛様体筋のはたらきが悪くなることです。たとえば、近いところばかり見る習慣がある場合、毛様体筋が縮んだまま硬直し、近視になることがあります。

　また、眼球の表面の形がゆがむと、ピントがずれてものが2重に見える「乱視」になります。

✚ 水晶体そのものが変質すると老眼になる

　誰もが経験することになる「老眼」は、水晶体そのものの変質によって起こります。

　水晶体は年齢とともに弾力性を失ってかたくなり、毛様体筋がゆるんでも水晶体の厚さを変えることが難しくなってきます。そのため、近くのものを見るときに、ピントを合わせることができなくなります。これが、老眼のメカニズムです。これを解決するのが凸レンズでできた老眼鏡です。

近視と遠視のしくみと補正法

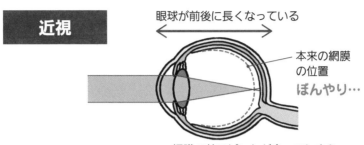

近視

眼球が前後に長くなっている

本来の網膜
の位置

ぼんやり…

網膜の前でピントが合ってしまう

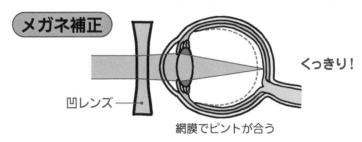

メガネ補正

凹レンズ

くっきり！

網膜でピントが合う

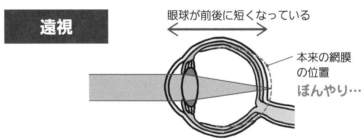

遠視

眼球が前後に短くなっている

本来の網膜
の位置

ぼんやり…

網膜の後ろでピントが合ってしまう

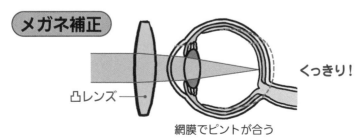

メガネ補正

凸レンズ

くっきり！

網膜でピントが合う

41

耳はどんなふうに働いて音を感じるの？

✚いくつもの器官を通って脳に辿り着く

　耳の最初の役目は、音を集めることで、そのはたらきをしているのは外側に張り出している「耳介」です。耳介は、音を集めるアンテナで、形がぼこぼこしているのは、音を正確に聞き取るためだといわれています。

　音の正体は音波という空気の振動です。耳介で集められた音波は、外耳道を通り、その先にある「鼓膜」にぶつかると、今度は鼓膜を振動させます。振動は、鼓膜の先にある「耳小骨」というヒトの体のなかで最も小さい骨に伝わります。

　耳小骨の先には、渦巻き状の「蝸牛」があり、振動が伝わると、なかにあるリンパ液が振動し、蝸牛のなかにある有毛細胞をふるわせます。この有毛細胞はピアノの鍵盤のように音程順に並んでいて、感知した振動の内容を電気信号に変換します。それが神経を通って大脳に伝わり、音として認識されるのです。

✚耳が遠くなるのは、有毛細胞の衰えが原因

　年を取っていくと、耳から入った音が脳に辿り着くまでの間に、さまざまな問題が発生するようになります。

　なかでも耳が遠くなる最大の原因は、蝸牛にある有毛細胞の衰えです。有毛細胞は蝸牛の入口に近いほど高い音、奥に行くほど低い音に反応するしくみになっていますが、どんな音も同じように入口から入ってくるので、高い音を担当する細胞ほどダメージを受けやすくなります。そのためヒトは、年を重ねるごとに高い音から聞こえにくくなっていきます。

音波が聴覚に変わるしくみ

①

音波が鼓膜に
届き、鼓膜が
振動する

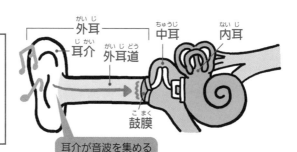

外耳（がいじ）

耳介（じかい）

外耳道（がいじどう）

中耳（ちゅうじ）

内耳（ないじ）

鼓膜（こまく）

耳介が音波を集める

②

耳小骨が鼓膜
の振動の力を
増幅する

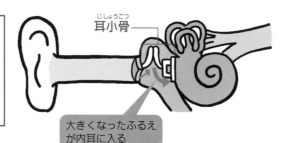

耳小骨（じしょうこつ）

大きくなったふるえ
が内耳に入る

③

ふるえが蝸牛
のなかを巡り、
電気信号に
変わる

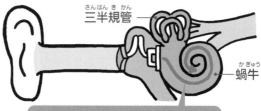

三半規管（さんはんきかん）

蝸牛（かぎゅう）

蝸牛のなかのリンパ液がふるえ、それを
蝸牛のなかにある有毛細胞が受け取る

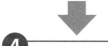

④

電気信号が
内耳神経を
通って脳に
伝わる

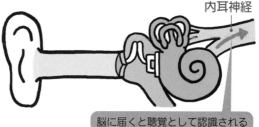

内耳神経

脳に届くと聴覚として認識される

42

ヒトは、どれくらい 大きな音まで耐えられるの？

▶▶耐えられる限界は、近くの飛行機のエンジン音

＋「静か」と感じるのは、ささやき声

自分が好きな音楽が、ある人には騒音になってしまうように、人間にとって音は必ずしも心地のいいものばかりとは限りません。

私たちの耳は空気が揺れてできた波を音として聞き取っていて、音波の振れ（振幅）が大きいほど、聞こえる音も大きくなります。この大きさに人体の感覚を加味したデシベル（dB）という単位を用いれば、さまざまなものごとの音量（音の強さ）が表せます。**たとえば、ささやき声は30デシベルで、思い切り大きな声は80〜90デシベルくらいです。**

日常生活で「静か」だと感じるのは45デシベル以下が目安で、住環境として望ましいとされるのは40〜60デシベルくらいです。それを超えるとうるさい音と感じ始め、80デシベルくらいの音を聞き続けていると食欲がなくなり、聴力障害になる危険性が高まります。ピアノや地下鉄の車内で窓を開けたときの音がこのくらいです。

＋150デシベル以上では鼓膜が破れる？

さらに大きい音としては100デシベルで、車のクラクションや電車が通るガード下の音です。急に大きな音がして、びっくりする感じです。**近くで飛行機のエンジンや雷が音を発したときの、耳が痛くなるような音はおよそ120デシベル。このあたりがギリギリ耐えられる音の範囲です。**

これを超えると、鼓膜機能が異常をきたし、150デシベル以上になると鼓膜が破れることがあります。また、イヤホンから音楽が漏れるような音量は、聴力障害になる危険性があるといわれます。

音の大きさの正体と目安

耳に届く音波

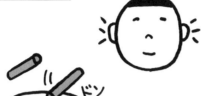

空気の圧力の上がり下がりのくり返しが音の正体。このくり返しの波の振れ幅（振幅）が大きいと、音も大きく聞こえる。

■小さな音（＝振幅が短い）

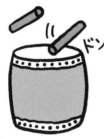

■大きな音（＝振幅が長い）

音の強さの目安（デシベル）

数値	目安	数値	目安
20	木の葉のふれあう音	80	ピアノ
30	ささやき声	90	大声、犬の鳴き声
40	静かな住宅地、小鳥の声	100	電車が通るときのガード下
50	エアコンの室外機、静かな事務所	110	ヘリコプターのそば
60	チャイム、普通の会話	120	飛行機のエンジン音の近く
70	掃除機、電話のベル		

＊ひたちなか市「騒音の目安」より

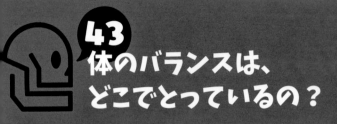

43 体のバランスは、どこでとっているの？

▶▶耳のなかの前庭器官と三半規管でとっている

✛前庭器官は上下左右の傾きや加速度を感知

耳の主な役割は音を聞くことですが、体のバランスを保つ平衡器官としても働いています。その役目を担い、体の動きや傾きを感じ取っているのは、蝸牛の隣の「前庭器官」と、前半規管と後半規管、外側半規管という半円形の管が、知恵の輪のように組み合わさった「三半規管」です。

前庭器官と三半規管のなかはリンパ液で満たされ、リンパ液の動きを感じ取る有毛細胞がついています。

前庭器官の有毛細胞の上には石が乗っていて、頭を傾けると石が動くしくみになっています。有毛細胞は、その動き具合から、頭部の傾きを感知して、脳に伝えていて、脳は上下左右の傾きや加速度を感じ取ります。

✛三半規管はいろいろな回転を感知する

三半規管は、頭が回転するとリンパ液が流れ、それによって有毛細胞が刺激を受けて、その情報を脳に伝えます。三半規管では、主に頭の横回転や前後回転を感知しています。

これらの耳のなかの器官が1つでもうまく働かなって、頭の揺れが正しく感じられなくなると、歩くことが困難になってしまいます。

たとえば、歩いているときは、頭は揺れているのに一点を見つめて進むことができますが、これは頭の揺れが伝わった脳が「頭の揺れと逆方向に眼球を動かせ」という指示を目に出しているためです。

目と耳は別々の器官と思いがちですが、実はこんなところで連動して働いているのです。

内耳の構造とはたらき

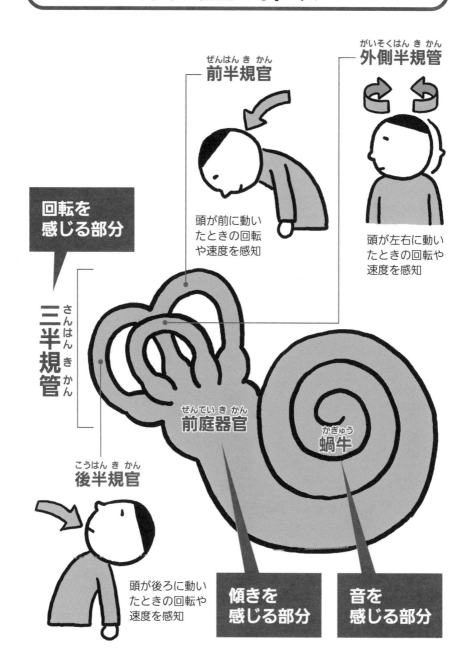

前半規官
ぜんはんきかん

頭が前に動いたときの回転や速度を感知

外側半規管
がいそくはんきかん

頭が左右に動いたときの回転や速度を感知

回転を
感じる部分

三半規管
さんはんきかん

前庭器官
ぜんていきかん

蝸牛
かぎゅう

後半規官
こうはんきかん

頭が後ろに動いたときの回転や速度を感知

傾きを
感じる部分

音を
感じる部分

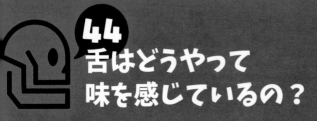

舌はどうやって
味を感じているの？

▶▶舌にあるツブツブが５つの味覚を感じ分けている

✚苦味・酸味・甘味もしくは塩味の順に敏感

　甘みは舌の先、酸味は舌の側面、苦みは舌の奥で感じているといった「味覚地図」という言葉を耳にしたことはありますか。これは1900年の研究に基づいて唱えられた古い学説で、実態は少し違います。

　人間が認識できる味は、「塩味（しょっぱい）」「酸味（すっぱい）」「甘味（甘い）」「苦味（苦い）」「うま味」の５つで、味覚はこの５つから成っています。舌をよく見ると、「舌乳頭」というツブツブが一面に並んでいることがわかりますが、この奥にある「味蕾」と呼ばれる器官が、味を感じ取るセンサーです。**舌は基本的にどの部分でも５つの味覚を感じ取ることができ、苦味・酸味・甘味もしくは塩味の順に敏感です。**

　ただし、味の感じやすさは舌の場所によって異なります。というのも、**味を感じ取るセンサー（味蕾）は、舌にまんべんなく分布しているのではなく、舌の先や根元付近、側縁後方に集中しているためです。**

✚味蕾のはたらきは年齢とともに弱くなる

　味蕾のうち約８割は舌の上にあり、残り約２割は、のどや軟口蓋のやわらかい部分にあります。**のどの味蕾は、水を飲むことでも反応し、この反応が「のどごし」につながるといわれています。**

　子どもの頃に約１万個ある味蕾の数は、年とともに減っていき、高齢になると半分以下になります。子どもの味蕾は敏感で、酸っぱい物や苦い物を強く感じます。それが大人になるとおいしく感じるのは、味を感じる力が弱まり、ちょうどいい味に感じられるようになるからです。

味覚が生み出されるメカニズム

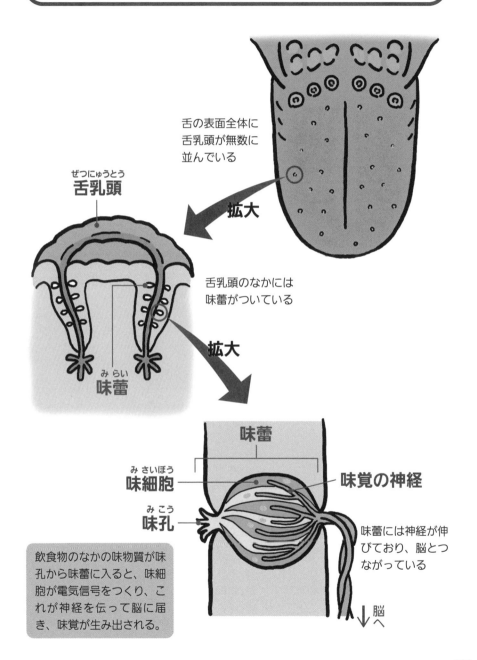

舌の表面全体に
舌乳頭が無数に
並んでいる

ぜつにゅうとう
舌乳頭

拡大

舌乳頭のなかには
味蕾がついている

拡大

みらい
味蕾

味蕾

み さいぼう
味細胞

味覚の神経

み こう
味孔

味蕾には神経が伸
びており、脳とつ
ながっている

↓脳
へ

飲食物のなかの味物質が味
孔から味蕾に入ると、味細
胞が電気信号をつくり、こ
れが神経を伝って脳に届
き、味覚が生み出される。

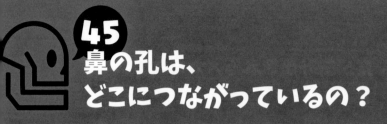

＋鼻は空気を取り入れる器官でもある

鼻はニオイを嗅いだりする嗅覚器官であるとともに、空気を取り入れる呼吸器官でもあります。

鼻の奥には大きな洞穴のような「鼻腔」があり、頭部の断面図を見ると、真ん中に「鼻中隔」という壁があり、左右に仕切られているのがわかります。鼻中隔には「鼻甲介」といって、粘膜で覆われた上中下３つの骨があります。これにより、**鼻甲介の下は上鼻道、中鼻道、下鼻道という３つの空気の通り道があり、吸い込んだ空気は上鼻道を通って肺に行き、肺から出た空気は、主に中鼻道と下鼻道を通って体外に出されています。**

ちなみに、鼻の孔は２つありますが、両者が同時に息を吸い込んでいるのではなく、左右の鼻の孔が交代で呼吸しているためです。交代する周期には個人差がありますが、１〜２時間ごとといわれています。

＋副鼻腔、目、耳につながるトンネル

鼻腔は、空気の通り道であるだけでなく、頭部のあちらこちらとつながっています。**１つめは「副鼻腔」です。**鼻腔にはいくつかのトンネルができており、辿っていくと副鼻腔と呼ばれる４つの空洞につながります。

２つめは、鼻涙管（89 ページ参照）**です。**これは目につながっていて、泣くと鼻水が出てくるのも、涙が目頭から鼻涙管を通り、鼻腔に流れ出るためです。

３つめは「耳管」という耳につながる通路です。風邪を引くと中耳炎になることがあるのは、鼻腔の炎症が耳にまで波及するためです。

顔の内部の空気の道や空洞

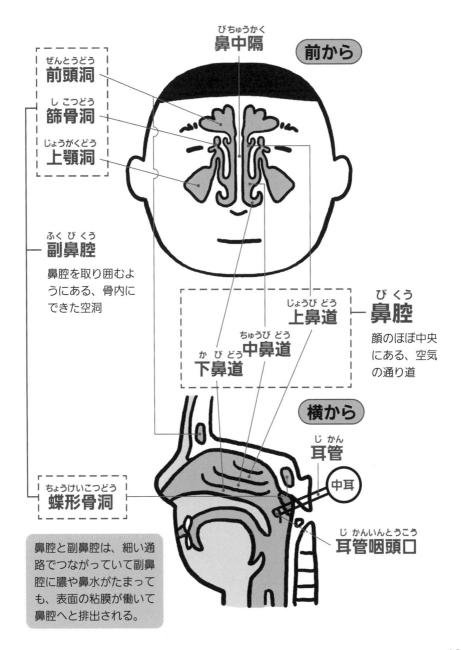

びちゅうかく
鼻中隔

前から

ぜんとうどう
前頭洞

し こつどう
篩骨洞

じょうがくどう
上顎洞

ふく び くう
副鼻腔
鼻腔を取り囲むようにある、骨内にできた空洞

び くう
鼻腔
顔のほぼ中央にある、空気の通り道

じょうび どう
上鼻道

ちゅうび どう
中鼻道

か び どう
下鼻道

横から

じ かん
耳管

中耳

ちょうけいこつどう
蝶形骨洞

じ かんいんとうこう
耳管咽頭口

鼻腔と副鼻腔は、細い通路でつながっていて副鼻腔に膿や鼻水がたまっても、表面の粘膜が働いて鼻腔へと排出される。

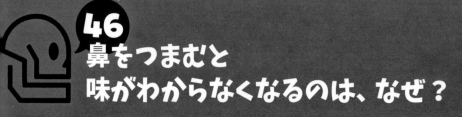

46 鼻をつまむと味がわからなくなるのは、なぜ？

▶▶ヒトは味とニオイを一体化して感じ取るため

＋食べ物のおいしさは五感で感じる

　食べ物を味わうためにいちばん大事な要素は、舌が感じる味ですが、実はそれだけではありません。味覚はほかの感覚よりも外界の刺激に敏感で、**「おいしい」と感じるためには視覚、聴覚、嗅覚、触覚の影響も大いに受けているのです。**なかでもニオイがなくなると、甘い・辛いはわかるものの、「おいしい」と感じることが難しくなります。

　たとえば、ここにかき氷のイチゴ味とメロン味があるとします。鼻をつまんで２つを食べると、両者とも甘いとしか感じられず、どちらのかき氷を食べているのかは、わからないでしょう。なぜならシロップの香料による嗅覚や、視覚から入る色の情報が欠けてしまうためです。

＋味にとって、味覚と同じくらい大事なのが嗅覚

　鼻腔の天井部分にあたる嗅上皮には、「嗅細胞」があります。**ニオイ物質がこの嗅細胞にふれると、「嗅神経」が起動し、かいだニオイの情報が脳から突き出したニオイを感じる部分「嗅球」とつながります。**嗅覚は、その嗅球からのニオイ情報が脳に伝わって感じられています。

　風邪を引いて、鼻がつまっているときなどに食べ物の味を感じなくなるのは、この嗅覚がない状態で、味しか感知していないためです。

　ヒトは食べ物を口にするとき、鼻でニオイをかぎ、舌で味を感知します。**私たちはその両方の刺激を総合的に「味」として感じ取っているため、鼻が詰まっていたり、鼻をつまんでニオイの感覚がなくなると、味にも影響を受けてしまうのです。**

嗅覚が生み出されるメカニズム

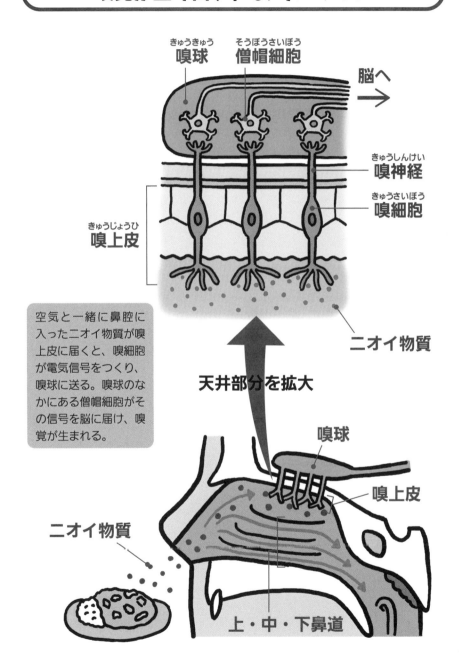

きゅうきゅう
嗅球

そうぼうさいぼう
僧帽細胞

脳へ
→

きゅうしんけい
嗅神経

きゅうさいぼう
嗅細胞

きゅうじょうひ
嗅上皮

ニオイ物質

空気と一緒に鼻腔に入ったニオイ物質が嗅上皮に届くと、嗅細胞が電気信号をつくり、嗅球に送る。嗅球のなかにある僧帽細胞がその信号を脳に届け、嗅覚が生まれる。

天井部分を拡大

嗅球

嗅上皮

ニオイ物質

上・中・下鼻道

105

ヒトの体と動物の体を 見事な理論で比較したダーウィン

　細胞説以外にも、19 世紀には、解剖学を変革するもう 1 つの大きな発見がありました。それが、イギリスの自然科学者チャールズ・ダーウィン（1809 ～ 1882）による進化論（『種の起源』1859 年）です。

　大学で自然のすばらしさと研究の大切さを学んだダーウィンは、卒業後の 1831 年、軍艦ビーグル号に乗って南アメリカへと旅立ちます。ガラパゴス諸島をはじめ、4 年間の長い航海の間に世界各地で多くの動物を観察したダーウィンは、イギリスに戻り、動物の標本の研究を続けました。そして、地球上のさまざまな生物は太古の原始的な生命から出発し、さまざまに進化して生じたという考えに辿り着いたのです。

　この進化論の発表は、キリスト教文化圏の常識を揺さぶり、さまざまな反響や批判を巻き起こし、人体についての考えかたを根本的に変えてしまいました。

　進化論以前でも、人体と動物の体に何となく類似点があることは、漠然とは気づかれていました。

　しかし、進化論によって、体の構造や発生過程の類似は、共通の原始的な祖先から現在の多様な動物たちが進化してきた「系統発生」の結果だということが明らかになったのです。

　進化論以降、人体は、現在の地球環境や人間社会のなかで、最高度に適応したものに見えるようになりました。そして、その構造を詳しく調べていくと、脊椎動物として、また、哺乳類、霊長類としての特徴と進化の痕跡を見ることができるのです。それは、人類の歩みを知ることでもあります。

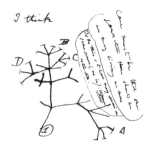

ダーウィンが書いた系統樹のスケッチ。

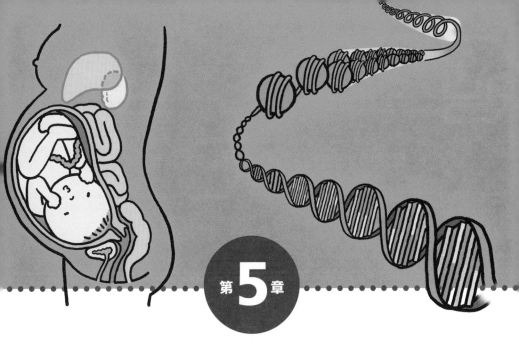

第5章

男女と生殖の謎

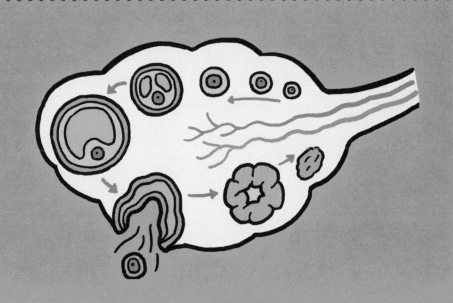

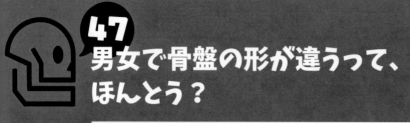

╋ヒトが2本足で歩けるのは骨盤のおかげ

ヒトの体はたくさんの骨で構成されていますが、男女で形の違うものがあります。それが、骨盤です。

骨盤は人体最大の骨である大腿骨（太ももの骨）と体を支える背骨の間にあり、上半身と下半身をつなぐ役割を果たしています。また、膀胱や直腸、生殖器などを守る役目もあり、ヒトが2本足で歩くことができるのも、骨盤が発達しているおかげです。

骨盤を形成しているのは仙骨、尾骨、左右の寛骨（腸骨、坐骨、恥骨）で、大骨盤と小骨盤に分けられます。大骨盤は左右に広がる部分のこと、小骨盤は真んなかにあるくぼんだ筒状の部分のことをいいます。

╋女性の小骨盤は出産時の赤ちゃんの通り道に

男性の大骨盤は縦長で、深くがっちりしており、小骨盤は狭くなっています。小骨盤の開口部は、上からみるとハートに近い形をしていて、前からみたときは、恥骨の結合の下にあいた隙間が70度と狭くなっています。

一方、女性の大骨盤は、妊娠中にお腹の赤ちゃんを支える役割があるため、浅く左右に広がり、横長になっています。小骨盤の開口部は円形をしています。

恥骨結合の下の隙間の角度は、男性が70度と狭いのに対し、女性は90〜110度と広くなっています。小骨盤は出産の際、赤ちゃんの通り道になるため、頭が引っかからないよう、胎児が通りやすい広さになっているのです。

男性の骨盤と女性の骨盤の比較

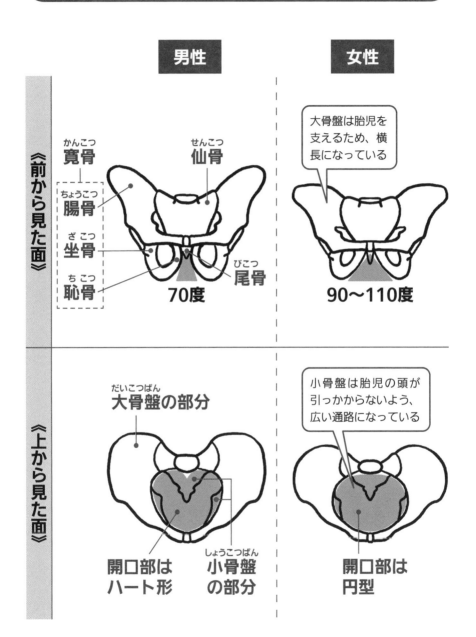

男性　　**女性**

《前から見た面》

寛骨（かんこつ）　**仙骨**（せんこつ）

腸骨（ちょうこつ）

坐骨（ざこつ）

恥骨（ちこつ）

尾骨（びこつ）

70度

大骨盤は胎児を支えるため、横長になっている

90～110度

《上から見た面》

大骨盤の部分（だいこつばん）

開口部はハート形

小骨盤の部分（しょうこつばん）

小骨盤は胎児の頭が引っかからないよう、広い通路になっている

開口部は円型

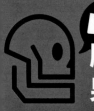

48 胎児は、どういうしくみで男女の性別が決まるの？

▶▶性染色体にＹがなければ女性、あれば男性になる

＋初期の胎児は男性器も女性器もつくれる

　男性と女性の体は、見た目も役割も違うように感じますが、解剖学的にみると、生殖器以外は同じといえます。胎児期のごく初期の段階までさかのぼると、男性器も女性器もつくれるようになっているのです。

　では、どうやって男女ができるのでしょう。

　初期の胎児の細胞のなかには、男性器をつくれる設計図と、女性器をつくれる設計図の両方が備わっています。

　胎児がそのまま育つと自動的に女性器をつくって女性になります。しかし、遺伝子のなかにある男性に変わるスイッチが入れば、男性になります。そのスイッチを入れる遺伝子は、「性染色体」にあります。

＋「SRY」にスイッチが入ると精巣ができる

　細胞の核のなかには、遺伝子とタンパク質からできた「染色体」があります。ヒトの染色体は46本と決まっていて、このうち44本は男女共通です。残りの2本は男女の性別を決定づける「性染色体」で、女性はＸ染色体を2本、男性はＸ染色体とＹ染色体を1本ずつもっています。

　男性だけが持っているＹ染色体には、「SRY」という遺伝子のスイッチがあります。この「SRY」にスイッチが入ると、胎児に精巣ができます。スイッチが入って精巣ができると、男性ホルモンが分泌され、男性の生殖器を発達させます。

　それと同時に女性の生殖器になることを抑えるホルモンも分泌され、これにより男女の性別が分かれていくというわけです。

染色体と遺伝子の構造

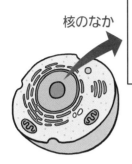

核のなか

46本の染色体

- ●父から23本
  このうち1本
  が性染色体 ➡ 「X」or「Y」
- ●母から23本
  このうち1本
  が性染色体 ➡ 「X」

「Y」だった場合、「SRY」に
スイッチが入って男性になる

遺伝子
遺伝情報が詰まっている本体。父母
から半分ずつもらった遺伝情報から
成り立っている。刺激を受けて活性
化すると（スイッチが入ると）、情
報に則した体の材料（タンパク質）
がつくられる

染色体
ひものように長い
遺伝子が折りたた
まれてできたもの

遺伝情報
4種類の塩基（えんき）の並ぶ順番
が情報を形成している

個人のすべての細胞の核に、
同じ遺伝子が入っており、各
細胞で遺伝子の使われる部分
が異なる。

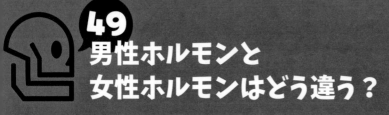
＋思春期になると性ホルモンが働き出す

　一般に、男性ホルモンと呼ばれているのはテストステロンで、女性ホルモンと呼ばれているのはプロゲステロンとエストロゲンです。いずれも、大人になれば脳と自律神経のはたらきによって活動を始めます。

　小学校高学年から 18 歳くらいまでの思春期になると、男女とも脳の視床下部（ししょうかぶ）から下垂体（かすいたい）へ指令が出て、性ホルモンとも呼ばれる 2 種類の性腺刺激ホルモン（しげき）（黄体形成ホルモン（おうたい）と卵胞刺激ホルモン）が出されます。

　作用する先や体の変化は男女で異なり、女性の場合は、下垂体から性腺刺激ホルモンが出されると、これを受けて卵巣からプロゲステロンとエストロゲンが出されます。男性の場合は、精巣からテストステロンが出されます。これらは男女に特有の影響を体に与えます。こうした思春期になって表れる変化を、第二次性徴と呼びます。

＋男女とも赤ちゃんをつくるための機能が完成

　女性にとっての第二次性徴は、赤ちゃんを産んで育てるための体の機能を完成させるためのものです。乳房がふくらむ、子宮や卵巣などの生殖器が発達して月経（げっけい）が起こる、陰毛が生える、骨盤が発達する、脂肪が厚くなって丸みを帯びた体つきになるなどの変化があります。

　男性は、第二次性徴によって、はじめての射精「精通（せいつう）」がおきます。また、声変わりが起きたり、男性ホルモンが増えることでひげが生えたり、脇毛や体毛が濃くなります。肩幅が広くなる、筋肉が発達してがっしりするなどの変化も起こります。

男性ホルモンと女性ホルモンのはたらき

下垂体 (か すいたい)
視床下部からの指令を受け、各種のホルモンを分泌

視床下部 (ししょうか ぶ)
自律神経の統御機能を持つ脳の部分

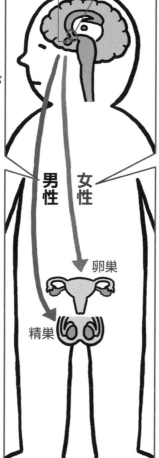

男性

下垂体から、「黄体形成ホルモン」と「卵胞刺激ホルモン」が分泌

⬇

●黄体形成ホルモンの作用

精巣にテストステロンを分泌させる。テストステロンは全身に送られる

【全身の影響】
・筋肉がたくましくなる
・陰茎や陰嚢の活動が促進
・ひげ、脇毛、陰毛などが生える
・声が低くなる

- - - - - - - - - - - - - - - -

●卵胞刺激ホルモンの作用

テストステロンとともに精巣を刺激し、精子の発生を促す

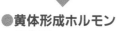

男性　女性

卵巣

精巣

女性

下垂体から、「黄体形成ホルモン」と「卵胞刺激ホルモン」が分泌

⬇

●黄体形成ホルモンの作用

卵巣にプロゲステロンを分泌させる。プロゲステロンは、エストロゲンとともに子宮を受胎可能にする。また、発情を制御し、妊娠を継続させる

- - - - - - - - - - - - - - - -

●卵胞刺激ホルモンの作用

卵巣にエストロゲンを分泌させる。エストロゲンは全身に送られる

【全身の影響】
・皮下脂肪が厚みを増す
・乳房がふくらむ
・子宮や膣の活動が促進
・脇毛、陰毛が生える

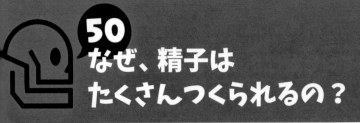

50

なぜ、精子は
たくさんつくられるの？

▶▶受精の確率を高め、優秀な遺伝子を残すため

✛精子は精巣のなかでつくられる

ヒトの体は、父親の精子と母親の卵子が融合した受精卵から始まります。新しい生命を生み出すための器官である生殖器は、男性と女性では構造も機能も大きく異なります。

男性生殖器は、陰茎、精巣（睾丸）、精巣上体（副睾丸）、精管、精嚢、などからなっています。精巣と精巣上体は左右に1つずつあり、陰嚢に収まっています。男性の生殖器の最大の役割は、陰嚢のなかで精子をつくり出し、陰茎を使って卵子の待つ女性の生殖器に精子を送り込むことです。

✛卵子に至らない大半の精子は全滅する

精子の形成は思春期に始まり、健康な成人男性では、ほぼ毎日1億個の精子がつくられています。精子は精巣のなかでつくられたあと、精巣上体に送られ、10～20日間ほど貯蔵されている間に成熟します。成熟した精子は射精のときを待ち、性的に興奮すると精管の蠕動運動によって精管膨大部に運ばれます。

このとき前立腺と精嚢から分泌液が放出され、性的興奮が高まると、これらの分泌液と精子が混ざった精液が、前立腺部から尿道を通じて体外に放出されます。一度の射精で放出される精液は数ミリリットルほどですが、精液のなかには1～4億個もの精子が含まれます。

しかし、実際に受精に至るのは1個の精子です。それでも大量の精子がつくられるのは、受精の確率が高い男性が選ばれるためです。子が生まれやすい遺伝子を子に引き継がせ、種を保存しようとする本能です。

男性器の構造とはたらき

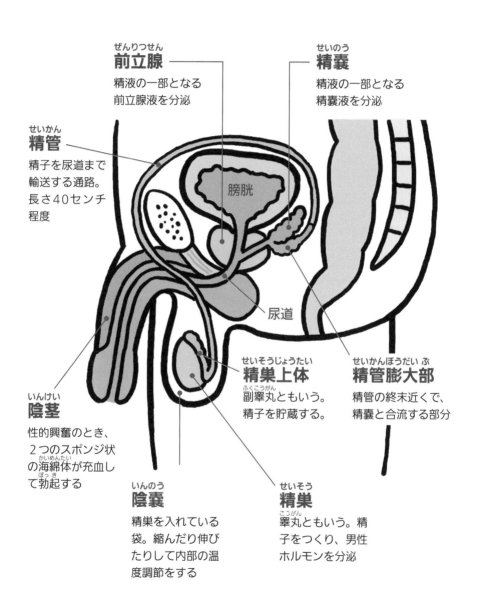

前立腺（ぜんりつせん）
精液の一部となる
前立腺液を分泌

精嚢（せいのう）
精液の一部となる
精嚢液を分泌

精管（せいかん）
精子を尿道まで
輸送する通路。
長さ40センチ
程度

膀胱

尿道

精巣上体（せいそうじょうたい）
副睾丸（ふくこうがん）ともいう。
精子を貯蔵する。

精管膨大部（せいかんぼうだいぶ）
精管の終末近くで、
精嚢と合流する部分

陰茎（いんけい）
性的興奮のとき、
2つのスポンジ状
の海綿体（かいめんたい）が充血し
て勃起（ぼっき）する

陰嚢（いんのう）
精巣を入れている
袋。縮んだり伸び
たりして内部の温
度調節をする

精巣（せいそう）
睾丸（こうがん）ともいう。精
子をつくり、男性
ホルモンを分泌

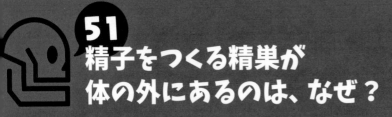
精子をつくる精巣が 体の外にあるのは、なぜ？

▶▶体温は高すぎて熱に弱い精子は育たないため

✛多くの哺乳類の精巣はお腹の外にある

　ヒトを含めた哺乳類の精巣は、かたい膜で包まれた卵型の形をしているので、睾丸と呼ばれています。イヌでもネコでも哺乳類のオスは丸い睾丸を持っており、多くの場合、それはお腹の外に出ています。

　しかし、哺乳類以外の動物の精巣は、お腹のなかに収まっています。

　睾丸は生命を誕生させる大切な役目を持っているうえ、睾丸に何かがぶつかると、飛び上がるほどの苦痛を感じます。これほどデリケートなものなら、お腹のなかに収めておいたほうが安全のように思えますが、なぜ外に出ているのでしょうか。

　これにはれっきとした理由があります。**睾丸内の精細管で精子が育つのに適した温度は、体温（約37度）よりも低いため、お腹のなかでは温度が高すぎて、精子が形成されにくくなります。**つまり、睾丸を冷やす必要があって、体の外に出しているというわけです。

✛陰嚢の皮が伸びたり縮んだりして温度を調整

　睾丸が入っている陰嚢のひだ状の皮膚は、気温が高いときは伸び、低いときは縮み、表面積を変えることで、内部の温度を一定に保てるよう体温調整を行なっています。そのため、陰嚢は何重もの膜で構成され、外部からの衝撃などから睾丸を守っています。

　また、精子は射精によって体外に放出されると、37度の温度では24〜48時間しか生きることができません。その反面、マイナス100度で凍結させると何年も保存することができます。

精子を育てる睾丸

精子は、睾丸の内部にぎっしりと収納されている精細管の内部で大量につくられる。

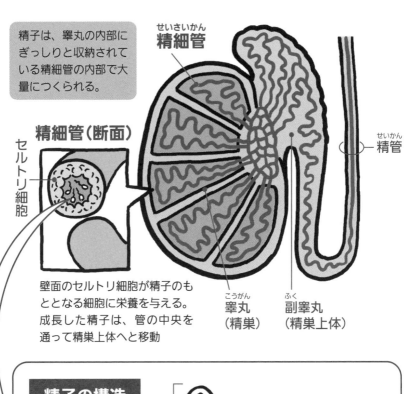

精細管
せいさいかん

精管
せいかん

精細管（断面）

セルトリ細胞

睾丸（精巣）
こうがん

副睾丸（精巣上体）
ふく

壁面のセルトリ細胞が精子のもととなる細胞に栄養を与える。成長した精子は、管の中央を通って精巣上体へと移動

精子の構造

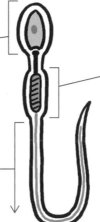

頭部

内部は核、表面は先体。核には遺伝情報、先体には卵子に侵入するときに外壁を壊す酵素が収まっている

尾部
びぶ

ムチのように動く鞭毛。これにより精子は泳ぐように前進できる
べんもう

中間部

エネルギーをつくるミトコンドリアが巻き付いている。これにより精子は動くことができる

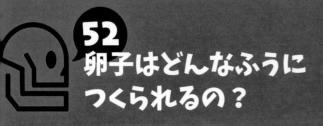

52 卵子はどんなふうに つくられるの？

▶▶卵巣のなかで原子卵胞を育ててつくる

✛卵子は肉眼でも見える人体最大級の細胞

女性の生殖器は卵巣のほか、卵管、子宮、膣を備え、大きな役割は、「卵子」をつくり、精子を受け入れて、受精卵を生育することです。

卵子は肉眼でも見ることができる人体最大級の細胞で、直径は約 0.07 〜 0.17 ミリほど。**卵子は、子宮の両側に 1 つずつある、梅の実くらいの大きさの器官「卵巣」でつくられます。**

✛卵子のもとは生まれたときから卵巣にある

男性が一生の間につくる精子の数は数えきれませんが、女性がつくり出す卵子の数は、一生の間でわずか 400 個ほどです。また、精子が毎日つくり出されるのに対し、卵子は生まれたときから持っているものを保存して、使っています。そのしくみを見てみましょう。

卵子は、母親のお腹のなかにいる胎児期の早い時期までに、ある程度の細胞分裂を終えて休眠に入り、卵胞と呼ばれる袋のなかで過ごします。これを、原始卵胞といいます。

新生児の卵巣には、約 80 万個の原始卵胞が眠っていますが、その多くは自然に消滅し、思春期には約 1 万個ほどが残ります。**思春期を迎え、生殖能力を得ると、毎月 15 〜 20 個の原始卵胞が成熟を始め、そのうちの 1 個の卵胞だけが大きく成長して、卵子となって排卵されます。**

卵子は、左右どちらかの卵巣から毎月 1 つずつ排出され、生まれたときに持っていた原始卵胞のすべてがなくなると、閉経を迎えるということになります。

卵子をつくる女性器の構造

女性器の構造

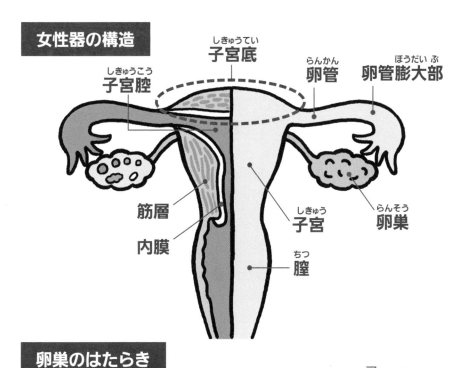

子宮底（しきゅうてい）
子宮腔（しきゅうこう）
卵管（らんかん）
卵管膨大部（ほうだい ぶ）
筋層
内膜
子宮（しきゅう）
卵巣（らんそう）
膣（ちつ）

卵巣のはたらき

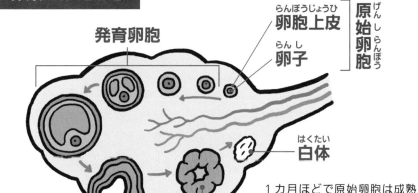

発育卵胞
卵胞上皮（らんぽうじょうひ）
卵子（らん し）
原始卵胞（げん し らんぽう）
白体（はくたい）
《排卵》
黄体（おうたい）

1 カ月ほどで原始卵胞は成熟し、排卵が行なわれる。排卵を終えた卵胞は黄体となり、その過程で女性ホルモンを分泌。黄体は白体へと退縮する。

子宮の大きさって、どれくらいなの？

▶▶ニワトリの卵ぐらいだが、2000倍以上にも拡がる

✚ 強力な筋繊維で鍛えられて裂けない袋

「子宮」は、膀胱と直腸の間にある、洋ナシのような形をした袋状の器官です。妊娠していないときは、長さ約7センチ、ニワトリの卵大の大きさですが、妊娠すると子宮は胎児を育てる容器となり、胎児の成長とともに広がっていきます。妊娠4カ月後には、腹腔内にせり上がり、子宮底は腹壁に触れるようになります。そして、**妊娠末期になると、そのサイズは長さ約36センチ、重さ約1キロほどになり、子宮腔の容積ももとより2000〜2500倍に拡張します。**

子宮は、人体最大の伸縮性を備えた器官で、大きくなっても裂けないように筋線維が子宮の長軸を輪状に取り巻き、さらに斜めに交差する線維で補強されています。

✚ 卵管膨大部で卵子と精子が出会う

子宮の下端は膣につながっています。性交によって放出された精子は膣から子宮に入り、「卵管膨大部（前ページ参照）」と呼ばれる部分で受精が行なわれます。膣からの道のりは約20センチ。膣内に放出された長さ0.06ミリの精子は、この距離を約30分間かけて進むといわれています。

卵管膨大部に進んできた精子と、卵巣から排出されて卵管に入って子宮に向かう卵子が出会うと受精となります。 受精卵は受精直後から分裂をくり返しながら卵管を通り、子宮内膜に入り込んで固定されます。これが、着床です。こうして妊娠が成立すると、受精卵から絨毛が伸び、子宮に胎盤が形成され、約9カ月後に新しい命の誕生を迎えるのです。

胎児の成長とともに広がる子宮

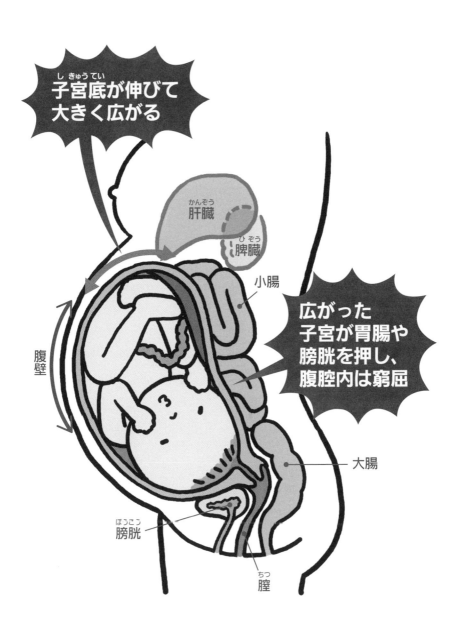

子宮底<small>（し きゅう てい）</small>が伸びて
大きく広がる

広がった
子宮が胃腸や
膀胱を押し、
腹腔内は窮屈

肝臓<small>（かん ぞう）</small>

脾臓<small>（ひ ぞう）</small>

小腸

腹壁

大腸

膀胱<small>（ぼうこう）</small>

膣<small>（ちつ）</small>

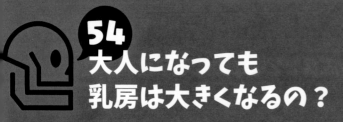
＋重要器官の乳腺を守るために脂肪がつく

女性にとっての思春期の第二次性徴は、主に赤ちゃんを産んで育てることができるよう、体の機能を完成させるためのものです。

その1つとして、女性の胸は思春期を迎えると大胸筋（だいきょうきん）の上に脂肪組織が発達し、そのなかに「乳腺（にゅうせん）」が形成され、乳房（にゅうぼう）になります。

乳房の90％は脂肪組織でできていて、残りは乳腺です。乳腺は母乳をつくる乳房の重要器官です。第二次性徴が始まり、乳腺が発達すると、母乳の通り道である乳管（にゅうかん）も発達します。

乳房に脂肪がついてふくらむ理由は、発達を始めた大事な器官である乳腺を守るためです。

＋どれくらい大きくなるかには個人差がある

女性の乳房がどのくらい大きくなるかについては、遺伝や女性ホルモン、栄養状態などが関係し、個人差があります。乳房がふくらんでくる第二次性徴の時期も、9歳から14歳くらいの間になり、これにもまた個人差があります。

乳房の成長期は3〜4年くらいで終わります。その後に乳房が大きくなるのは妊娠時以外にはなく、乳腺が発達する年齢や妊娠時でもないのに、乳房にのみ脂肪をつけて大きくすることは大変難しくなります。

恋愛などで女性ホルモンの分泌が活性化すると、乳房が大きくなるという俗説もありますが、実際のところは違います。女性ホルモンの分泌が増えても、乳房が大きくなるほどの効果はありません。

母乳を出すための乳房の構造

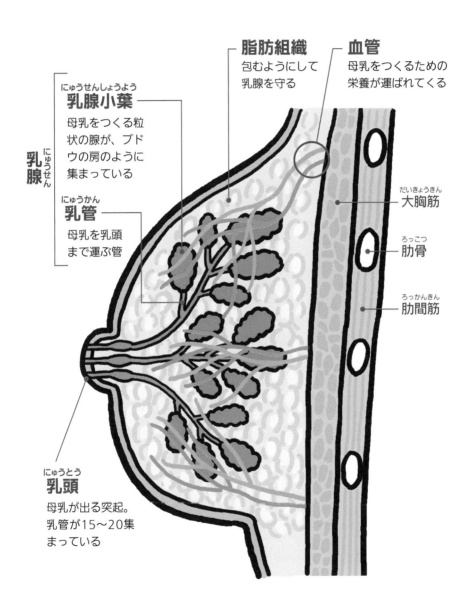

脂肪組織
包むようにして
乳腺を守る

血管
母乳をつくるための
栄養が運ばれてくる

乳腺小葉
にゅうせんしょうよう
母乳をつくる粒
状の腺が、ブド
ウの房のように
集まっている

乳腺
にゅうせん

乳管
にゅうかん
母乳を乳頭
まで運ぶ管

大胸筋
だいきょうきん

肋骨
ろっこつ

肋間筋
ろっかんきん

乳頭
にゅうとう
母乳が出る突起。
乳管が15〜20集
まっている

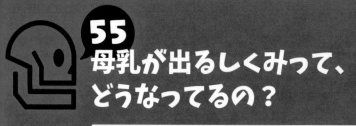

55 母乳が出るしくみって、どうなってるの？

▶▶脳からホルモンが分泌され乳腺を刺激する

✚ 触るとゴリゴリする乳腺が母乳の工場

女性の乳房は、赤ちゃんにおっぱいを授乳するための大切な器官です。乳房をつかんだときにゴリゴリしたものが乳腺（にゅうせん）で、1つの乳房には15〜50個程度の乳腺があり、母乳はここでつくられます。

妊娠すると、脳から命令が出て、「プロラクチン」「エストロゲン」「プロゲステロン」という3つのホルモンが盛んに分泌されます。

このうちプロラクチンは乳腺に母乳をつくるよう促しますが、エストロゲンと、胎盤から分泌されるプロゲステロンには母乳が出ることを抑える作用があり、この段階では乳房が大きくなってもまだ母乳は出ません。

そして、出産によって胎盤が排出されると、抑えていたプロゲステロンがなくなり、母乳を外に出すためのホルモン「オキシトシン」が盛んに分泌されるようになります。同時に脳からは母乳をつくるプロラクチンが分泌されて乳腺が刺激され、はじめて母乳が出るようになります。

✚ 乳房の大きさと母乳の出に相関関係はなし

母乳がよく出るためには赤ちゃんの力も必要で、赤ちゃんが乳首を吸う刺激によって、プロラクチンとオキシトシンの分泌が増え、母乳がよく出るようになります。やがて赤ちゃんが母乳を卒業すると、乳首を吸う刺激がなくなるため、自然と母乳も出なくなっていきます。

乳房が大きいと母乳がたくさん出そうですが、授乳に必要な乳腺は乳房の1割で、9割は脂肪です。母乳を出しているのは乳腺ですから、乳房が大きくても脂肪の割合が高まるだけで、母乳の出には関係がありません。

母乳がつくられ、出るしくみ

母乳がつくられる　赤ちゃんが乳首を吸う ➡ 吸われた刺激で、脳からプロラクチンが盛んに分泌 ➡ プロラクチンが乳腺を刺激し、母乳がつくられる

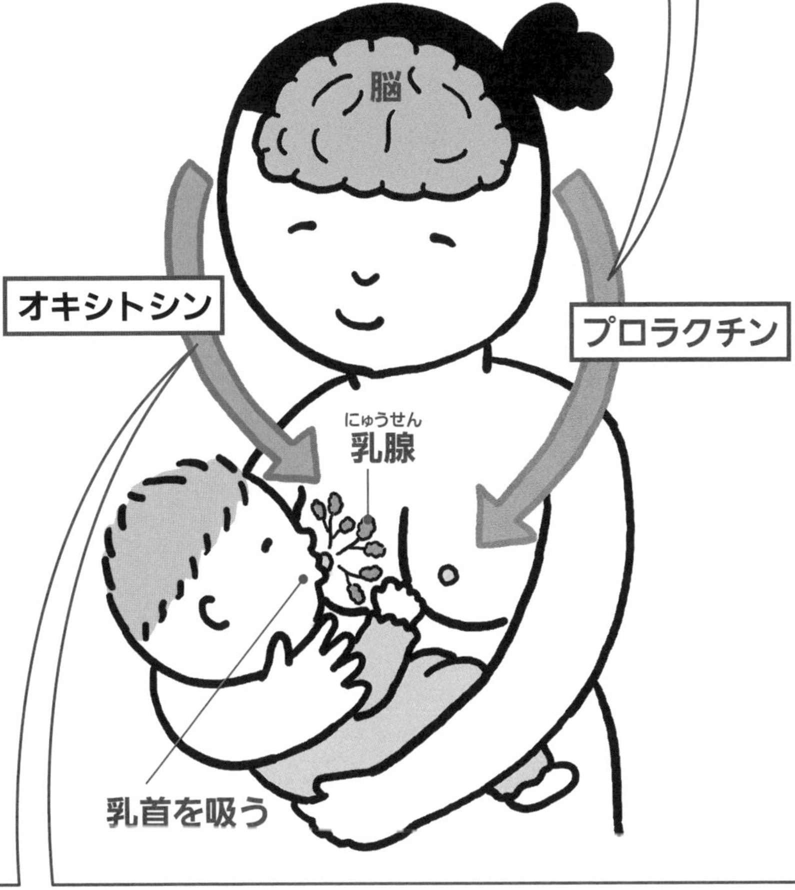

脳

オキシトシン

プロラクチン

にゅうせん
乳腺

乳首を吸う

母乳が出る　赤ちゃんが乳首を吸う ➡ 吸われた刺激で、脳からオキシトシンが分泌 ➡ オキシトシンが乳腺を刺激し、乳頭から母乳が出る

日本人は、西洋人医師の解剖指導によって近代科学的な医術を獲得した

日本近代医学の起点とも見なされているのは、杉田玄白らによって翻訳刊行された解剖学書『解体新書』（1774年）です。以後、多数の西洋医学書が日本語に翻訳されましたが、鎖国下の江戸時代において、日本人に直接的に西洋医学を教えたのは、ドイツ人医師のシーボルトがはじめてでした。

幕末になって鎖国が解かれると、西洋の進んだ医学を取り入れるため、長崎に海軍伝習所が開設され、オランダ人医師のポンペ・ファン・メールデルフォールト（1829～1908）による講義が行なわれるようになります。

ポンペによる最初の人体解剖が長崎で行なわれたのは、1859年のこと。実習には46名の医師が立ち会い、彼らは、はじめて目にする人体の構造に驚き、その内容に満足したといいます。

ポンペの下で学んだ医師には、順天堂医院の創設者ほか、のちの東京大学医学部長、日本赤十字病院の初代院長などがいて、彼らは明治の医学界のリーダーとなりました。

洋の東西を問わず、人体解剖には古くから処刑体が用いられ、江戸時代の日本でも、解剖は刑罰の一環でした。本来なら刑死人は野捨てにされる身でしたが、ポンペ門下生は、手厚く弔うことを約束したため、死刑囚も恨み言なく刑に服したといいます。

こうして、罪科として捉えられていた人体解剖は、医学の発展への貢献という意味合いに方向転換することとなりました。そうした潮流を経て、明治政府は西洋医学を本格的に導入するため、東京医学校（のちの東京大学医学部）を整備したのです。

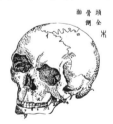

『解体新書』に描かれた人体の頭蓋骨。

人体の謎を追い求めてきた結果、遺伝子研究という新しいステージへ

ヒトの親からはヒトの子が、ネコの親からはネコの子が生まれます。それは親から受け継いだ遺伝子に、ヒトならヒトとしての全身のつくりを決める設計図が含まれているためです。それだけでなく、遺伝子には同じヒトでも少しずつ違う、その個体ならではの個性的な特徴も書き込まれています。

解剖学が追求してきた人体の神秘を解くカギは、この「遺伝子」に集約されました。

遺伝子（遺伝因子）は、1865年にオーストリアのグレゴール・メンデル（1822～1884）が発表したエンドウ豆の交配実験の成果によって遺伝のメカニズムが示唆されて以降、その存在が予想されるようになりました。

20世紀初頭になると、サットンやボリベといった遺伝学者により、遺伝子と染色体との関係について具体的な考察が行なわれ始めます。

そして、1953年、アメリカのジェームズ・ワトソン（1928～）とイギリスのフランシス・クリック（1916～2004）によって、遺伝情報の詰まった本体が、二重らせんと呼ばれる構造を持った細長い分子（DNA）であることがわかりました。そして、4種類ある塩基の組み合わせと並びかたによって、生物のさまざまな特徴が出現することも示されました。この発見は、これまで精神的、哲学的な概念とされていた「自己」や「アイデンティティー」が、遺伝子によって支配されるものであるということをも明らかにしました。

ヴェサリウスによる科学的な観察から始まった近代解剖学は、20世紀に入って電子顕微鏡（1931年発明。従来の顕微鏡よりもはるかに高倍率で観察可能）が駆使されるようになり、遺伝子研究という道を切り開きました。

解剖学は、個人の健康や寿命や幸福に、ますます強い影響を与える学問として発展を続けているのです。

監修者紹介

坂井建雄 (さかい たつお)

順天堂大学保健医療学部特任教授、日本医史学会理事長。1953年、大阪府生まれ。1978年、東京大学医学部卒業後、ドイツのハイデルベルグ大学に留学。帰国後、東京大学医学部助教授、順天堂大学医学部教授を歴任。医学博士。専門は解剖学、細胞生物学、医学史。専門書だけでなく一般向け書籍まで、著書、監修書を多数刊行。近著書に、『医学全史』(ちくま新書)、『図説 医学の歴史』(医学書院) などがある。

参考文献

坂井建雄監修『ヒトのカラダがよくわかる 図解 人体のヒミツ』(日本文芸社)、坂井建雄著『世界一簡単にわかる 人体解剖図鑑』、坂井建雄監修『徹底図解 人体のからくり』(以上、宝島社)、坂井建雄監修『人体のふしぎな話365』(ナツメ社)、『Newton 大図解シリーズ 人体大図鑑』坂井建雄監修 (ニュートンプレス)、坂井建雄著『面白くて眠れなくなる人体』、坂井建雄著『面白くて眠れなくなる解剖学』(以上、PHP研究所)、坂井建雄著『想定外の人体解剖学』(枻出版社)、坂井建雄監修『マンガでわかる人体のしくみ』(池田書店)、坂井建雄・岡田隆夫著『系統看護学講座 専門基礎分野 解剖生理学』(医学書院)、坂井建雄著『よくわかる解剖学の基本としくみ』(秀和システム)、坂井建雄著『イラスト図解 人体のしくみ』(日本実業出版社)、坂井建雄監修『ポプラディア大図鑑 WONDA 12人体』(ポプラ社)、山村紳一郎著・坂井建雄監修『五感ってナンだ! まるごとわかる「感じる」しくみ』(誠文堂新光社)、坂井建雄監修『筋肉のしくみ・はたらき ゆるっと事典』(永岡書店)

参考Webサイト
日本高血圧学会、新エネルギー産業技術総合
開発機構

写真提供
国立国会図書館／Wikimedia Commons

眠れなくなるほど面白い
図解 解剖学の話

2021年6月10日　第1刷発行
2022年10月1日　第2刷発行

監修者	坂井建雄
発行者	吉田芳史
印刷所	図書印刷株式会社
製本所	図書印刷株式会社
発行所	株式会社日本文芸社

〒100-0003 東京都千代田区一ツ橋1-1-1　パレスサイドビル8F
TEL03-5224-6460 (代表)
URL https://www.nihonbungeisha.co.jp/